完全實踐版

這樣吃，癌細胞消失的最強飲食法

打造不生病體質的超級菜單

ガンが消えていく最強のレシピ

濟陽高穗 著／松尾美由紀 食譜設計、烹飪 賴惠鈴 譯

目次

第2章 抗癌飲食療法的6大法則

第3章 不同階段的飲食療法

消除癌細胞的最強菜單 實踐食譜

第4章 消除癌細胞的最強菜單 蔬果汁

第5章 消除癌細胞的最強菜單 主菜

第6章 消除癌細胞的最強菜單 配菜

第7章 消除癌細胞的最強菜單 湯品

作者序

什麼是成功率高達61％的飲食療法？

西台診所理事長／濟陽高穗

一路承受著「癌症不可能靠飲食治好」「別說那種不負責任的話」的質疑，身為外科醫生的我從事抗癌飲食療法已有四分之一世紀的時間。

我之所以著眼於抗癌飲食療法的契機在於一九九〇年代親眼看到四位依照傳統的醫學常識已經回天乏術的患者（其中一位罹患肝臟癌，癌細胞已經擴散，無法部分切除；另一位罹患巨大肺癌，不可能動手術根治）因為實踐抗癌飲食療法，奇蹟似地恢復健康。

於是我開始對抗癌飲食療法產生高度的興趣，致力於研究開創抗癌飲食療法之先河的葛森療法、拯救許多癌症病人及罕見疾病患者的甲田療法、除此之外的傳統飲食療法，聽了許多演講，請教過許多專業的醫生。

得知抗癌飲食療法其實具有非常扎實的科學根據，也真的拯救了很多人。

自從我研發出濟陽式抗癌飲食療法，開始指導患者，更大的驚奇還在等著我。已經無法動手術切除的癌症、癌細胞已經轉移或復發、不止一處的惡性腫瘤等光靠傳統的標準治療（開刀、抗癌藥物、放射線療法）皆已無法根治的病例，有相當高的機率都出現了癌細胞縮小或消失的例證。

遺憾的是，並非所有癌症都能靠飲食療法改善。然而根據過去的統計數字（癌細胞縮小、消失的比例），適當的標準治療結合飲食療法的成功率超過60％。

「什麼嘛，才60％」或許有人不以為然，但是接受抗癌飲食療法的對象都是像我剛才舉例的復發、多發癌症，光靠標準治療已經無法有效改善的病人。考慮到對象，超過60％的成功率看在專治癌症的醫生眼中已是非常驚人的數字。說是「讓癌細胞消失的最強飲食法」也不為過。

在我研究抗癌飲食療法，與復發、轉移的癌細胞及多發性腫瘤拚得你死我活的四分之一個世紀，癌症治療也發生非常大的變化。

從過去一味只想打敗癌細胞的抗癌治療，進化為重視維持、提升免疫力（抑制病原體或癌細胞的能力）的新型癌症療法，可以感受到時代確實在進步。

近幾年來，原理與傳統抗癌藥物截然不同的「免疫檢查點抑制劑（藥品名稱為保疾伏）」掀起了話題。

傳統的主要抗癌藥物（化學療法）是利用藥物本身的效力攻擊癌細胞。如果能只對癌細胞發揮毒性不知該有多好，可惜事情沒這麼簡單，難就難在抗癌藥物也會破壞正常細胞及免疫細胞。

另一方面，免疫檢查點抑制劑能讓被癌細胞打趴的免疫力恢復正常，反過來攻擊癌細胞。京都大學特別教授本庶佑老師等人因為研究出箇中原理，於二〇一八年榮獲諾貝爾生理醫學獎，這項殊榮也讓免疫檢查點抑制劑更受到矚目。

將提高患者本身的免疫力加入標準的癌症治療中——從這個角度來說，免疫檢查點抑制劑的問世無疑是劃時代的創舉。

話雖如此，能適用免疫檢查點抑制劑的癌症種類及條件仍有諸多限制。同時這種療法也會在經濟上對個人及社會造成相當大的負擔。病情雖然有望好轉，但藥價非常貴。

既然如此，任何人都會想到「有沒有能用在所有患者身上，又能提升免疫力的方法呢？」抗癌飲食療法正是絕無僅有的方法。

正確地說，抗癌飲食療法是「營養、代謝療法」，能幫助患者改善營養狀態、提升代謝（吃進去的食物在體內的變化及利用）。從根本上提升免疫力是其最大的目的。包括大量的蔬果汁在內，濟陽式抗癌飲食療法為各位精挑細選各種有效增強免疫力的食品。

除此之外，濟陽式抗癌飲食療法還有一個目的，那就是阻斷癌症喜歡的營養成分，讓癌細胞餓死。

癌細胞喜歡的養分，亦即容易致癌的養分為過剩的鈉（鹽分）和動物性（四隻腳的動物）脂肪、蛋白質等等。盡可能排除這些養分，阻斷癌細胞的營養補給是抗癌飲食療法的重要目的。

順帶一提，正常的細胞當然也需要鹽分及脂肪、蛋白質。但除非從事劇烈的肉體勞動或流大量的汗，光靠食材的成分就能攝取到足夠的鹽分了。另外，盡量減少動物性脂肪及蛋白質的攝取，多攝取植物性的脂肪及蛋白質，可以讓正常的細胞及免疫細胞充分發揮作用，同時阻斷癌細胞的營養補給之路。

提到抗癌飲食療法，或許也有人抱著「畢竟是不慍不火的療法，想必也無法期待效果」的心態。但如果各位抱著這樣的心態開始採取濟陽式抗癌飲食療法，可能會感到困惑也說不定。

飲食療法的詳細做法將在本書的第2章為各位做介紹，基本上，濟陽式抗癌飲食療法每天要喝1.5至2公升蔬果汁。比起「對身體好」，更重要的是藉由設定如此高的門檻，徹底提升免疫力，切斷癌細胞的營養補給。

這與因為消化器官癌症動完手術後，為了減少腸胃負擔而採取的飲食療法完全不一樣。希望各位在進行濟陽式抗癌飲食療法前，先做好這是攻擊性的療法，與飲食療法這個詞溫吞的感覺完全是兩回事的心理準備。

本書是濟陽式抗癌飲食療法的集大成，看完這本書就能全面了解理論及實踐手法。不僅如此，實踐抗癌飲食療法時，食譜比什麼都重要，這部分其實可以花點心思自行排列組合以增加變化。這是我從事抗癌飲食療法長達四分之一世紀出的書，我敢保證內容絕對不會讓大家失望。

希望這本書能幫助到更多人。無論是已經採行濟陽式抗癌飲食療法的人，還是接下來即將採取濟陽式抗癌飲食療法的人，都能善加利用。

本章將和各位介紹透過飲食療法打敗癌症的例證。
利用實踐飲食療法前後拍攝的照片、圖表等等，讓大家盡可能客觀地看到效果。
就算已經被醫生宣判來日無多，只要能不氣餒地從事飲食療法，
還是有機會讓癌細胞消失。

第1章

他們靠飲食戰勝末期癌症

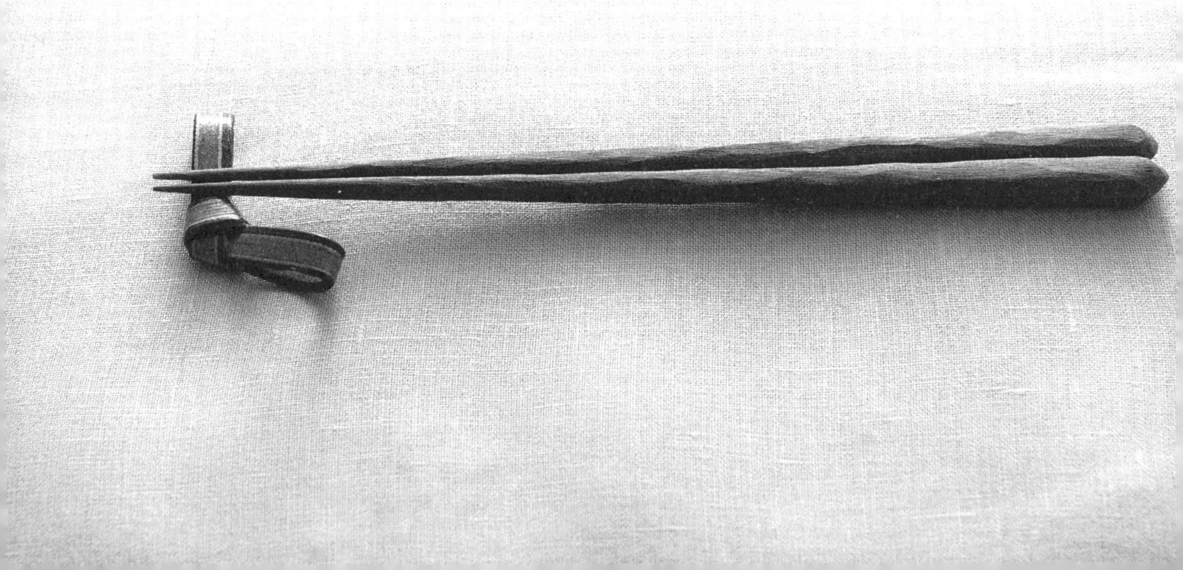

末期癌症患者的存活率大幅提升

一開始先為各位介紹濟陽式抗癌飲食療法截至目前的治療成績。

統計對象為平均觀察期間五年的505個病例。癌症的種類（部位）如16頁的**表2**所示，有胃癌、大腸癌、肝癌、胰臟癌、膽囊癌、食道癌、攝護腺癌、乳癌、肺癌、惡性淋巴瘤等等，不一而足。將近90％的統計對象皆為第三期至第四期的癌症病人，包括末期癌在內的進行癌、復發或轉移癌、多發癌等等。其中大約有一半的病例在接受診斷的時候就已經不能動手術了。

最後有71人痊癒（完全緩解），得到癌細胞縮小等改善效果的則有235人，兩者相加，成功率為60．6％。

成功率依癌症的種類而異。大腸癌、攝護腺癌、惡性淋巴瘤等飲食療法比較有效的癌症，成功率落在65％至70％之間。因為有些患者一度有所改善，後來又復發，因此整體的5年存活率可以達到50％。

該如何評價這個數字因人而異，希望大家能參考接受目前標準的三大療法：手術、放射線治療、抗癌藥物的「癌症不同期別的5年存活率」（參照15頁**表1**）。

看了這張表不難發現雖然存活率依癌症的種類而異，但第三期到第四期的數值基本上都很低，尤其到了第四期，有的只剩下個位數的存活率。所謂的第四期是指癌細胞已經轉移到其他臟器、器官的狀態。

表1　癌症不同期別的5年存活率

癌症的種類	期別	5年相對存活率
胃癌	I	97.2
	II	62.8
	III	49.0
	IV	7.1
	不明	89.9
	計	74.9
直腸癌	I	97.8
	II	88.9
	III	82.3
	IV	28.1
	不明	91.6
	計	78.7
肝癌	I	62.3
	II	37.3
	III	14.8
	IV	0.9
	不明	32.3
	計	37.0
肺癌	I	89.4
	II	54.7
	III	26.8
	IV	8.0
	不明	89.4
	計	55.6
乳癌（女性）	I	100.0
	II	96.1
	III	80.0
	IV	40.0
	不明	86.5
	計	93.7

＊ 引用自癌症研究振興財團〈癌症統計2019〉
進行三大療法的不同期別5年存活率依癌症的種類而異，第三期、第四期的癌症通常只剩下個位數的存活率。由此可知加入飲食療法的意義相當重大。

表2　濟陽式抗癌飲食療法的治療成績

緩解＋改善（71+235）／505＝**60.6%**

臟器別	病例數	緩解	改善	不變	進行	死亡
胃癌	63	7	32	2	2	20
大腸癌	123	11	72	2	5	33
肝癌	28	5	10		1	12
胰臟癌	62	7	27	1	1	26
膽囊癌	28	3	10		3	12
食道癌	16	5	4			7
攝護腺癌	53	13	24	6	5	5
乳癌	63	10	28	1	10	14
肺癌	22	3	11	2	1	5
惡性淋巴瘤	21	3	13		2	3
其他	26	4	4		4	14
總計	505	71	235	14	34	151

＊（2017年）平均觀察期間：5年
統計對象為平均觀察期間5年的505個病例。痊癒（完全緩解）占14%。包含有所改善的病例在內，成功率為60.6%。統計對象幾乎都是第三期、第四期的癌症病人。

濟陽式抗癌飲食療法的統計對象中也有很多癌細胞轉移的患者，成功率及5年存活率如前所述。即使精密統計的條件略有不同，但是整個看下來，這部分仍可以說有沒有加入飲食療法所產生的差異。

當然，如果能在更早階段就進行飲食療法會更有效。基本上，我建議所有癌症病人都採取抗癌飲食療法。尤其是在標準治療範圍內被告知「已經沒救了」，但還有體力執行飲食療法的人，希望他們都能知道抗癌飲食療法的存在，並列入治療的選擇方案之一。

從下一頁開始，我將為各位介紹光靠標準治療幾乎已經回天乏術的癌症及癌症復發、癌症轉移等，在加入飲食療法後產生的戲劇化效果。

癌症依部位及組織分成許多種，每個患者的狀況都不一樣。想當然耳，即使採取相同的飲食療法，也不見得會出現相同的結果。儘管如此，還是希望各位能理解，即使醫學上已經處於束手無策的狀態，還是有很多患者透過飲食療法恢復健康，這點具有相當重大的意義。

案例①　49歲，女性，T・H女士

10公分的肺部腫瘤與轉移到肝臟、卵巢等多處的病灶，僅兩個半月幾乎消失殆盡

二〇一四年十二月，T・H女士因為呼吸困難去看醫生，結果發現左肺有10公分的腫瘤。之所以呼吸困難，是因為進行中的肺癌產生積水。

發現時，癌細胞已經轉移到肝臟三處及卵巢、脊椎的第二腰椎，範圍相當廣。專治癌症的醫院告訴她「妳只剩下兩個月的壽命」，她抱著最後一絲希望來找我。

根據初診時的PET掃描（檢查身體哪裡有癌細胞的正子放射斷層造影術），左肺有個很大的病灶，並且轉移到肝臟的多處及卵巢（參見20頁**案例①**右圖）。看照片可能不容易理解，其實還轉移到胸部中央的胸腔（縱隔）淋巴和位於腹部的腹腔淋巴，癌細胞已經蔓延到大部分的胸部、腹部。

T・H女士每兩週去一次專治癌症的醫院接受抗癌藥物的治療，另一方面也徹底實行濟陽式抗癌飲食療法。

不僅如此，T・H女士還同時以每週一次的頻率，實行吸收大量維生素C療法。這種方法是以點滴注射超高濃度維生素C，是很有名的癌症輔助療法。本院如果想在飲食療法之餘再多加一點力，就會用上這個絕招。

T・H女士認真執行飲食療法的同時也持續接受其他治療。如此一來，因為胸腔積水而導致呼吸困難的症狀大約三週就好轉了，然後只花了兩個半月左右，幾乎所有的癌細胞都消失了（參見20頁**案例①**左圖）。

就連我見證過無數次奇蹟似的實例，看到檢查結果也不敢相信自己的眼睛。從醫學常識來說，簡直是難以置信。可以證明「即使標準療法已經無計可施，只要別放棄，從事飲食療法，就還有希望」的案例。

案例② 52歲，男性，H・H先生

遭醫生宣判只能再活一年，癌細胞約一年就消失得一乾二淨且沒有復發

H・H先生因為一直咳嗽不癒，跑去看醫生，發現得了肺癌。當時已經轉移到多處，左肺下葉（分成上下兩塊的左肺下半部）有好幾個腫瘤，大小約為2・2公分不等（參見20頁**案例②**右圖）。

醫生宣判已經無法動手術切除：「只剩下一年的壽命。」

H・H先生因為看過我寫的書，於二〇一六年九月來本院看診。在接受主治醫生提供的抗癌藥物治療同時也徹底地執行飲食療法，約1年後再接受PET掃描時，原本多處蔓延的癌細胞居然消失得一乾二淨（20頁**案例②**左圖）。

後來雖然沒那麼嚴格執行，仍持續進行飲食療法，也都沒有再復發。

案例 ②

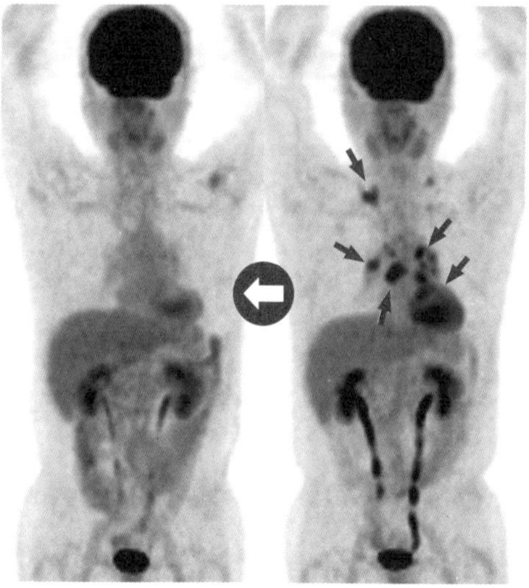

◆ 肺部有多處腫瘤（右），一年後全部消失了。下腹部的黑色部分為腎臟、尿道、膀胱，這裡即使很健康，看起來也是黑色（H．H先生，52歲，男性）

案例 ①

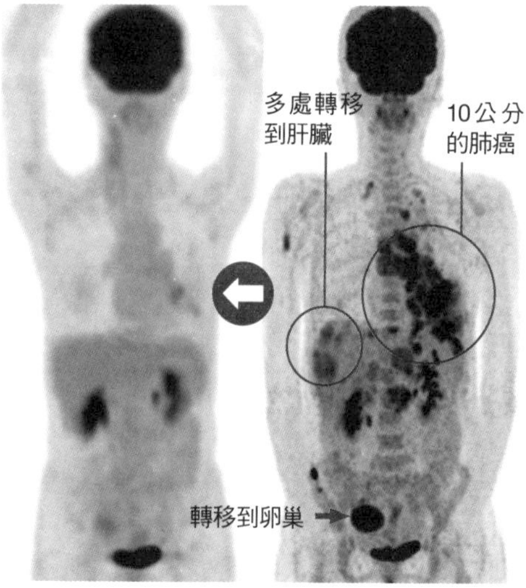

◆ 左肺的癌細胞已經轉移到卵巢及肝臟，開始治療兩個半月後幾乎消失殆盡（T．H女士，49歲，女性）

案例③ 66歲，男性，I・N先生

胃癌手術後，轉移到肝臟並多處蔓延的癌細胞都消失了，而且沒有復發

二〇一二年四月I・N先生發現胃癌，動了腹腔鏡手術（在腹部開個小洞，把器具從洞裡伸進去做的手術），拿掉整個胃。動完手術一年後，接受PET掃描時發現癌細胞居然轉移到肝臟了。除了2.4公分大的病灶外，還蔓延到肝臟多處，因此進行局部性對肝臟的病灶施打抗癌藥物的「肝動脈內灌注化療」的同時，開始並行徹底的飲食療法。二〇一三年十月再度接受PET掃描時，發現多發性肝轉移消失了。其他部位都沒有異常，後來也沒有復發。

案例④ 61歲，女性，K・S女士

受到胃癌轉移癌細胞侵蝕的脊椎重獲新生，腳的麻痺也好了，可以正常地走路

K・S女士在50歲的時候動了胃癌手術。術後十年的二〇〇四年底，因為腳麻導致走路有困難，當時緊急住進我推薦的醫院。

接受MRI檢查時發現癌細胞已經轉移到第10胸椎，侵蝕骨頭，壓迫到脊髓（參見23頁**案例④**右圖）。這就是造成腳麻的原因，很難動手術切除，因此在接受放射線治療的同時，我指導她進行飲食療

法。她自己也很努力復健，最後得以靠自己走路出院。復原得十分良好。一年半後的MRI檢查發現她的脊椎幾乎都已經恢復正常了（參見23頁**案例④**左圖）。腳也不再麻痺，可以用極為端正的姿勢走路（三年後因全身器官衰竭去世，詳情未追蹤）。

案例⑤ 71歲，女性，M・E女士

擴散到整個腹膜的巨大癌症病灶，在半年內消失得一乾二淨

M・E女士從二〇一九年四月開始覺得腹部脹氣，去醫院看診，發現腹部積水。腫瘤標記CA125的數值高達2877U／ml，非常驚人（標準值為35U／ml以下）。PET檢查發現不僅腹膜肥厚，還有伴隨多處結節的腹膜腫瘤，判斷為癌症第四期（參見23頁**案例⑤**右圖）。因此在接受抗癌藥物的治療同時，每天都喝2公升的蔬果汁，實踐濟陽式抗癌飲食療法。

如此一來，約莫兩個月後，CA125便驟降至38・8U／ml。根據四個月後做的PET-CT再檢查，幾乎已經看不出顯示癌症病灶的藥劑集中部分，從片子上來看，癌細胞消失了（參見23頁**案例⑤**左圖）。後來也一直維持這個狀態。

案例 ⑤

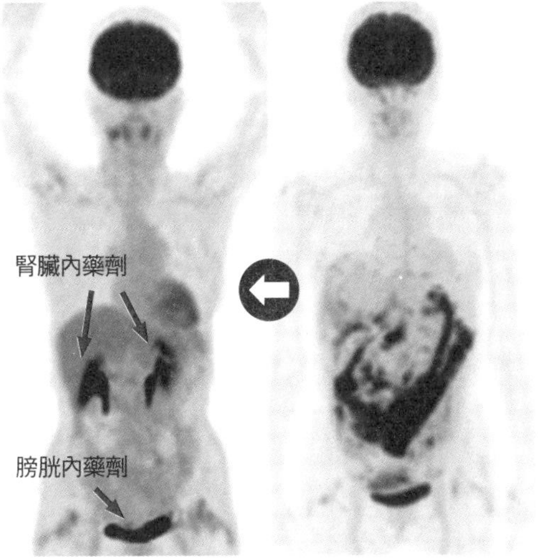

▲癌細胞蔓延到整個腹部，4個月後只剩下尿中藥劑（左側照片的箭頭部分＝正常）的陰影，癌細胞都消失了（M·E女士，71歲，女性）

案例 ④

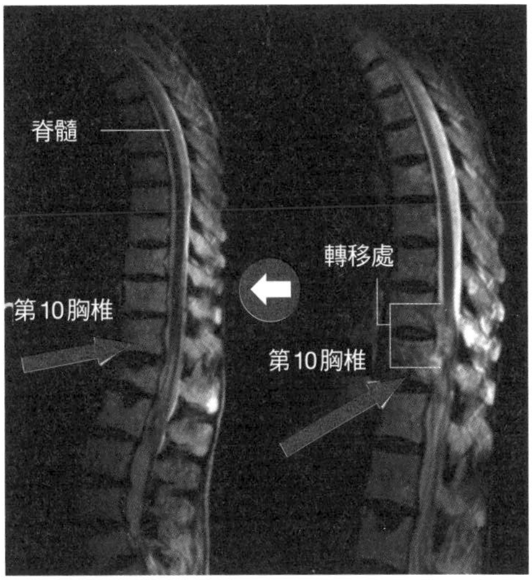

▲第9、第10胸椎受到病灶轉移的壓迫，扭曲變形（右），一年半後的檢查幾乎都長回來了，腳的麻痺也好了（K·S女士，61歲，女性）

案例⑥ 38歲，女性，O．K女士

從直腸擴散到肝臟的癌細胞十個月就消失了，還能動手術根治

二〇一〇年O．K女士因為血便接受檢查的結果發現自己得了直腸癌。而且已經轉移到肝臟，無法進行根治的切除手術了。轉移到肝臟二十多處，幾乎遍及整個肝臟（參見25頁**案例⑥**右圖）。去我介紹的醫院看診，在當地主治醫生的指導下，接受抗癌藥物的治療，同時也在本院開始了飲食療法。

在接受抗癌藥物治療的同時，認真地執行飲食療法，約十個月後，轉移到整個肝臟的癌細胞和直腸的原位癌（最先長出來的病灶）幾乎都從片子裡消失了（參見25頁**案例⑥**左圖）。

嚴格來講，轉移到肝臟的癌細胞還留下兩個直徑大約２公分的痕跡，從照片中幾乎看不出直腸的原位癌，但是用內視鏡觀察的話，不難發現還殘留著些許癌細胞。

如果放著原位癌不管，結束治療後，一旦免疫力降低可能又會復發，因此在當地醫生的勸告下，切掉了10公分左右的直腸。原本被宣判已經不可能動手術，能利用這個機會動手術可以說是不幸中的大幸。

即使放寬了飲食療法的限制，我仍建議O．K女士基本上要繼續攝取一定量的蔬果汁、不要攝取太多鹽分等等。而她也照我說的話做，根治至今十年沒有再復發。

案例 ⑦

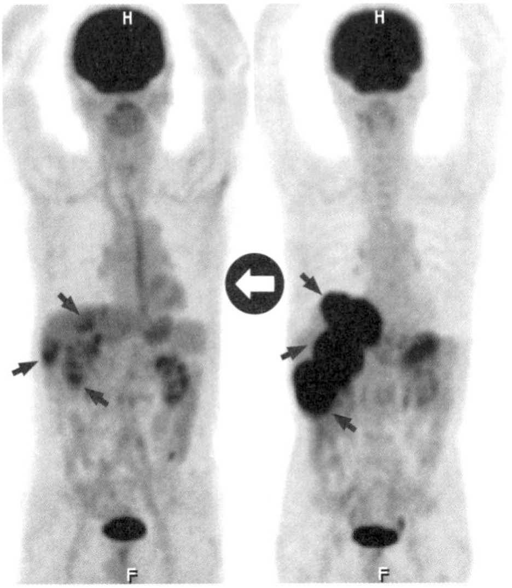

▲ 從大腸轉移到肝臟的四處癌細胞約一年半後縮小到只有原本的五分之一（W‧K先生，70歲，男性）

案例 ⑥

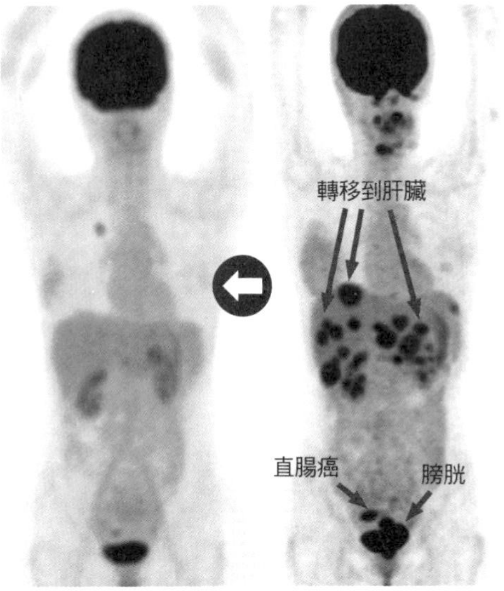

▲ 被診斷不能動手術切除根治的直腸癌轉移到肝臟多處，十個月後幾乎完全消失了（O‧K女士，38歲，女性）

案例⑦ 70歲，男性，W．K先生

從大腸轉移到肝臟的巨大腫瘤奇蹟似地縮小，遠遠活超過醫生宣告的剩餘壽命

二〇一一年七月，W．K先生被教學醫院診斷出大腸癌。癌細胞分布在S字結腸（連接直腸的S字形結腸）的三個地方，當時已經轉移到肝臟。即使動手術切除大腸的三處癌細胞，轉移到肝臟的癌細胞卻已經長到14公分，還有一個9公分、兩個3公分的轉移癌，共計四處。醫生告訴他「只剩下半年壽命」（參見25頁**案例⑦**右圖）。

後來他在健康雜誌上看到濟陽式抗癌飲食療法，來本院看診。一邊在教學醫院繼續接受抗癌藥物的治療，一面認真地執行飲食療法。

開始飲食療法的九個月後，原本居高不下的腫瘤標記降到正常的數值。PET檢查也確定肝臟的癌細胞戲劇化縮小（參見25頁**案例⑦**左圖）。

又過了七個月，相當於開始飲食療法一年半後，PET檢查顯示癌細胞又縮小了，轉移到肝臟的癌細胞只剩下當初的五分之一。很難完全消滅剩下的癌細胞，但他過得很有精神，遠遠超過醫生宣告的半年壽命。

很遺憾的，三年半後W．K先生去世了。儘管沒有完全根治，但他這段期間的狀況很好，過著充實的生活。

案例⑧ 75歲，女性，S．Y女士

胰臟癌約一年就消失了，腫瘤標記也銳減，原本多達五十個肝轉移也幾乎都消失了

二〇一〇年十一月，S．Y女士因為上腹部和背部劇烈疼痛，去附近的醫院看診，懷疑可能是胰臟癌。去公立醫院接受精密檢查後，在胰臟左側、胰臟尾部發現了約3公分的腫瘤，而且還大範圍地轉移到肝臟。腫瘤標記CA19－9高達5028U／ml（標準值為37U／ml以下）。無法動手術切除，只能用治療胰臟癌的藥物「健擇」來治療。

這時，S．Y女士看到我寫的書，希望接受抗癌飲食療法，前來本院看診。我為她進行了PET檢查，發現癌細胞已經轉移到肝臟約五十個地方（參見29頁**案例⑧**右圖）。

在本院的指導下，S．Y女士徹底地執行飲食療法。後來二〇一一年八月去公立醫院做的檢查報告指出CA19－9已經大幅降低到820U／ml。

先在公立醫院注射兩個月的化療藥劑健擇後，再換成名為TS－1的抗癌藥物。幾乎都沒有副作用，身體狀況十分良好。

進行飲食療法時，經常可以看到抗癌藥物的副作用受到抑制的情況。CA19－9在二〇一一年十月降至521U／ml、11月更順利地降到256U／ml。

距離最初診斷出癌症約一年後的二〇一一年十二月回本院接受PET檢查時，片子裡的脾臟原位癌

消失了，原本轉移到肝臟約五十個地方的癌細胞也幾乎都消失了（參見29頁**案例⑧**左圖），之後也一直保持在這個狀態。

即使是很難根治的胰臟癌，也能藉由結合適度的醫學治療與徹底的飲食療法改善到這個程度，是很珍貴的案例。

案例⑨ 67歲，男性，K．N先生
從胰臟轉移到肝臟的3公分腫瘤約兩年就消失了，原位癌也大幅度縮小

二〇一三年十月，K．N先生接受健康檢查時，懷疑可能罹患胰臟癌。隔年，二〇一四年十一月進行切片檢查（切下一部分的組織進行檢查）的結果，確定真的是胰臟癌。K．N先生得的是名為胰腺癌的胰臟癌，還在肝臟發現約3公分的轉移。

在進行抗癌藥物的治療同時，於二〇一四年四月來本院看診，開始飲食療法。經由徹底地執行飲食療法後，胰臟的原位癌約兩年就大幅度縮小，轉移到肝臟的癌細胞也完全消失了（參見29頁**案例⑧**上圖）。之後的五年（共七年）皆處於緩解狀態。

案例 ⑧

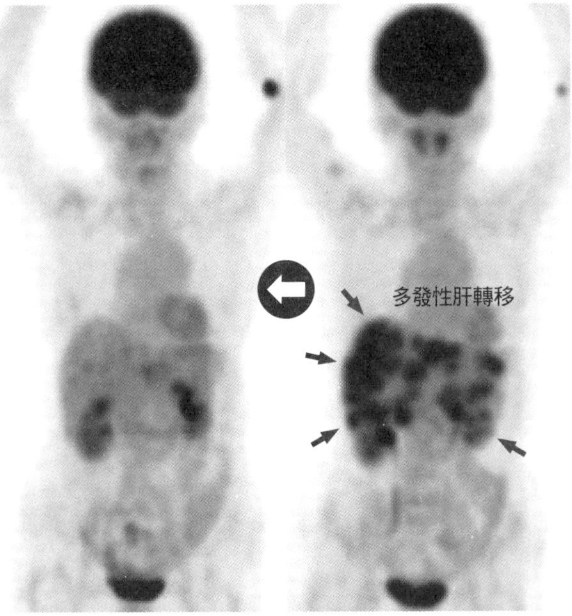

▲ 轉移到肝臟約五十處的胰臟癌。一年後，胰臟的原位癌消失了，轉移到肝臟的癌細胞也幾乎都消失了（S·Y女士，75歲，女性）

案例 ⑨

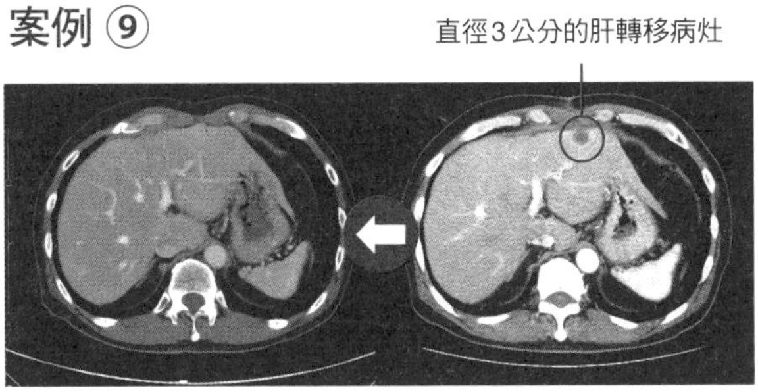

▲ 轉移到肝臟約3公分的病灶在一年半後消失了。

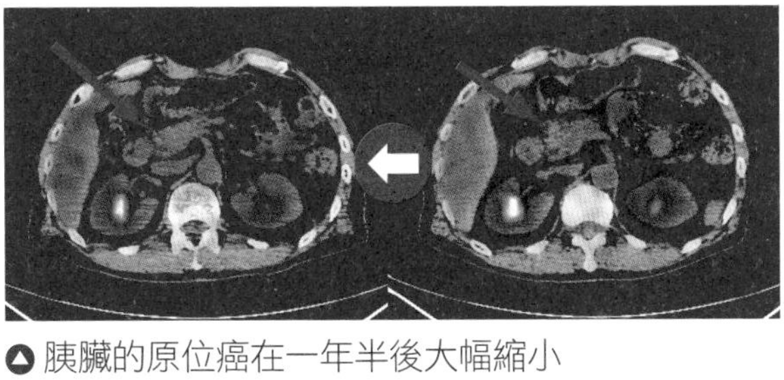

▲ 胰臟的原位癌在一年半後大幅縮小（K·N先生，67歲，男性）

案例⑩ 75歲，女性，M．K女士

在腹部多處轉移的惡性淋巴瘤又捲土重來，進行約一年的飲食療法就全好了

二〇一一年一月，M．K女士感覺腹部脹氣，去公立醫院看診。發現腹部有腫瘤（瘤狀的隆起），進行切片檢查的結果，得知是惡性淋巴瘤。

M．K女士的淋巴瘤以後腹膜（包住腹部臟器的腹膜背面部分）為中心，大範圍遍地開花，甚至還轉移到胸椎（脊椎骨靠近胸部的部分）。

惡性淋巴瘤有很多種，M．K女士的淋巴瘤是日本最常見的「B細胞型」。眾所周知，莫須瘤注射劑是治療B細胞惡性淋巴瘤的特效藥，結合四種抗癌藥物投藥的「R-CHOP療法」很有效。M．K女士也接受了這種療法。結果不僅淋巴瘤大減，移轉到胸椎的癌細胞也消失了。不料同年十二月因為淋巴瘤復發，病情捲土重來而再度住院。

原本打算使用比一開始更強效的抗癌藥物，但上次施打抗癌藥物時，發生了白血球減少、手腳麻痺的「手腳症候群」等副作用，因此暫時停止使用抗癌藥物，打算觀察一下情況再說。

那段期間，M．K女士在書店看到我的作品，帶著主治醫生的介紹信（診斷證明書）來本院看診（參見21頁**案例⑩**右圖）。此後我與主治醫生合作，以「飲食療法為主，視情況再決定要不要重新使用抗癌藥物」的方針提供治療。

二〇一三年二月，M・K女士認真地執行飲食療法約一年後，根本不用重新使用抗癌藥物，病灶全部消失了（參見**案例⑩**左圖）。

惡性淋巴瘤很容易復發，所以我建議M・K女士「可以放鬆飲食療法的限制，但請維持每週吃二至三次糙米，多喝一點新鮮的蔬菜汁」。

案例⑩

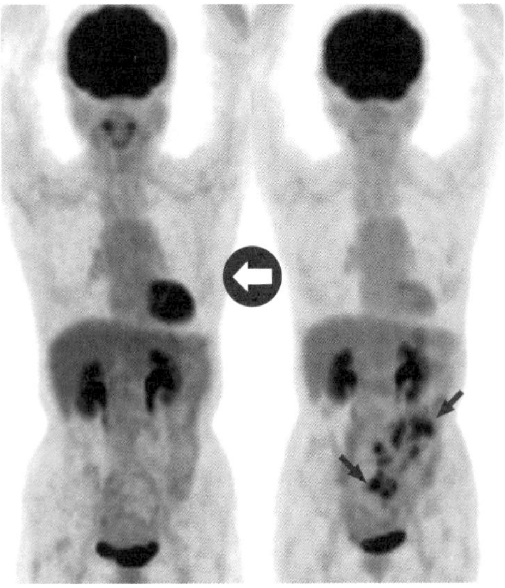

▲有許多腫瘤散布在腹腔內，1年後就全部消失了（M・K女士，75歲，女性）

案例⑪ 55歲，女性，I．K女士

從脖子轉移到鎖骨、胸部、大腿的癌細胞兩年就消失了且沒有復發

二〇一四年，I・K女士覺得脖子腫脹，去看醫生。結果發現可能是從脖子一邊長出來的惡性淋巴瘤擴散到脖子兩側和鎖骨、左右肺中間（縱隔），甚至蔓延到左大腿（參見**案例**⑪右圖）。左大腿的病灶延伸到連接大動脈的淋巴管。

於是她在接受抗癌藥物的治療同時，也進行徹底的飲食療法，一年後所有的病灶都消失得一乾二淨（參見**案例**⑪左圖），後來也都沒有復發。以上案例可見，惡性淋巴瘤與大腸癌、攝護腺癌都是透過飲食療法很容易有效改善的癌症。

案例⑪

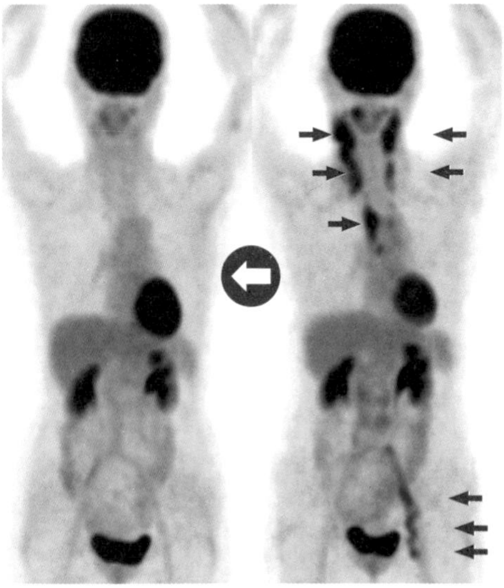

▲脖子兩側與鎖骨周圍、縱隔、左大腿的病灶一年就全部消失了（I·K女士，55歲，女性）

案例⑫ 66歲，男性，K．K先生

PSA指數高達3500 ng／ml的攝護腺癌奇蹟改善，骨轉移也消失了

K．K先生在二〇〇九年診斷出攝護腺癌。當時攝護腺癌的攝護腺抗原指數PSA高達3479 ng／ml（標準值為4 ng／ml以下），還在十個地方發現了骨轉移。

在教學醫院接受荷爾蒙療法及抗癌藥物的治療後，PSA雖然降低了，但還是沒能低於100 ng／ml，停滯了好幾個月。沒多久，主治醫生告訴他「據研判你只剩下兩年左右的壽命」，K．K先生認為「不能坐以待斃」，看了妻子帶給他的濟陽式抗癌飲食療法書籍後，來本院看診。

他的妻子在那之前就看過本人的拙作，很注意飲食，但是在本院的指導下才開始真正的飲食療法。基本上只吃無鹽、無糖的食物，每天喝2公升的蔬果汁。不吃牛肉、豬肉，以白肉魚為攝取蛋白質的主要來源。

這麼一來，PSA在一個半月後的檢查急速下降到49 ng／ml。之後也持續緩緩下降，但始終沒達到標準值。探究原因何在，發現雖然控制鹽分的攝取，卻還食用市售的高湯粉。高湯粉跟鹽一樣，皆以鈉為主要成分，所以在進行抗癌飲食療法時一定要特別注意。

一旦不再使用高湯粉，PSA順利下降，到了二〇一三年四月已經降到標準值的1.6 ng／ml。於是稍微放鬆了飲食療法的限制，改成每天喝1公升蔬果汁，每週可以恢復一次正常飲食。儘管如此，PSA

案例 ⑫ PSA指數變化

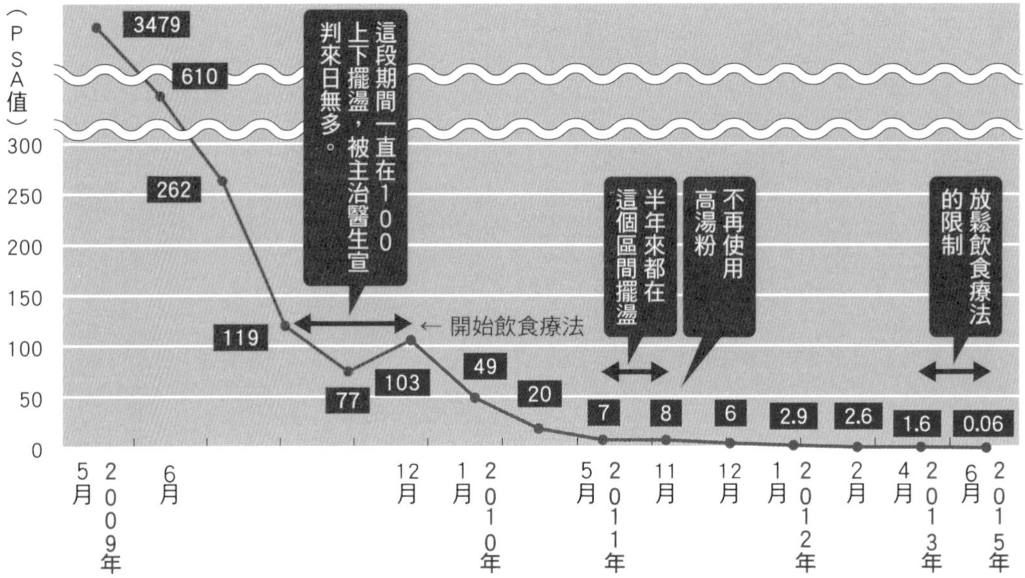

▲ 發現時高達3479的PSA值經由荷爾蒙療法改善到只剩兩位數。後來又經由飲食療法改善到7至8，戒掉高湯粉後終於恢復正常。

仍繼續下降，到了二〇一五年六月已經降到０・０６ng／ml（參見34頁**案例⑫**圖表）。

後來檢查發現骨轉移幾乎消失殆盡，與此同時，所有血液檢查的數值都正常，身體變得非常好，之後也沒有再復發。

案例⑬ 轉移到骨頭的攝護腺癌正常化，轉移的病灶也消失了

60歲，男性，Ｉ・Ｓ先生

二〇一一年晚秋，Ｉ・Ｓ先生的攝護腺癌腫瘤標記ＰＳＡ高達５５０ng／ml，診斷為攝護腺癌。癌細胞已經轉移到骨頭，屬於第四期的癌症。聽說主治醫生告訴他：「癌細胞大概已經擴散到全身了，只剩下三個月至半年的壽命。」Ｉ・Ｓ先生看了妻子特地去買來的拙作，從中得知飲食療法，並且付諸實行。

一面接受荷爾蒙治療，一面徹底執行飲食療法後，約一個月，ＰＳＡ就銳減到７３・１８ng／ml，開始採取飲食療法的三個半月後，亦即二〇一二年三月已經降到標準值內的2.2ng／ml。數值在那之後仍繼續下降，最後降到１ng／ml以下。二〇一三年六月的造影檢查結果顯示，轉移到骨頭的病灶也消失了，一切都很正常。

案例⑭ 53歲，女性，M・M女士

乳癌手術十年後，轉移到肺、骨、腦等全身上下的癌細胞完全消失了

M・M女士在40歲時發現自己罹患乳癌，動手術切除。九年後，也就是二〇〇六年，因為咳嗽咳個不停去看醫生，發現癌細胞轉移到左右肺及肺淋巴結、支氣管等多處。經過詳細的檢查，得知癌細胞還轉移到腦、頭蓋骨、胸椎、右肋骨、左邊的腎上腺、腰椎等多處。

主治醫生說：「癌細胞太多了，已經無法動手術切除。」建議用抗癌藥物治療，但M・M女士親眼看過親戚因為抗癌藥物副作用而痛苦不堪的模樣，心想「可以的話，實在不想接受抗癌藥物治療」。

醫生對她說：「既然如此，只能去安寧病房。」於是她想試試看以前就略有耳聞的抗癌飲食療法，來本院看診。

當時她已經病得非常重了，因此我們與專攻乳腺及腦外科的醫生合作，以「在可能的範圍內對腦部動手術，同時採取荷爾蒙療法與飲食療法」的方針開始治療。至於轉移到頭頂附近的腦內病灶，則用加馬刀（不進行開顱手術，改用放射線治療的方法）對轉移到頭蓋骨的病灶進行切除手術。

M・M女士雖然深受腰椎的骨轉移造成的壓迫性骨折（擠壓變得脆弱的骨頭所導致的骨折）所苦，仍徹底地落實飲食療法。如此一來，大約半年後，骨轉移造成的腰痛便消失了，也不再咳嗽，從檢查報告可以看出一切正逐漸好轉。

案例⑭

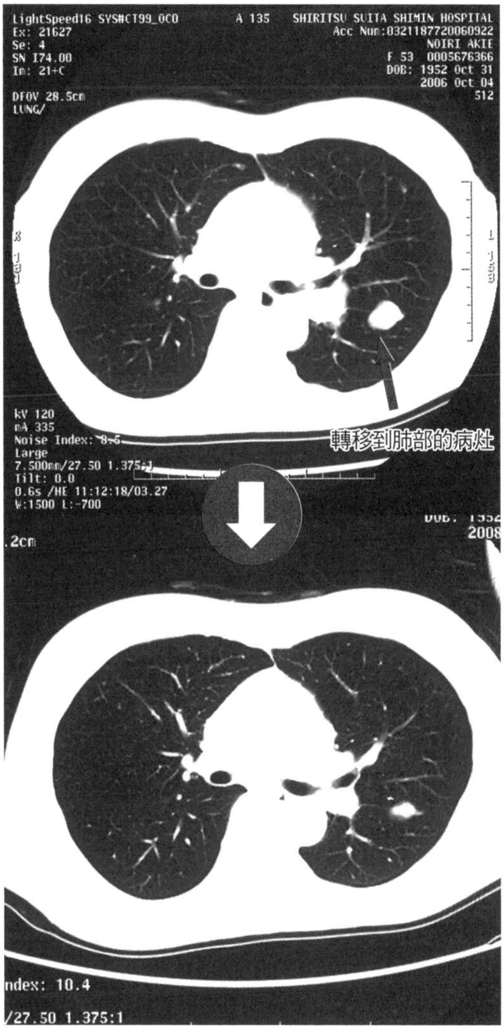

▲動完乳癌手術九年後發現轉移到肺部，所幸一年半後就幾乎完全消失了（M．M女士，53歲，女性）

根據開始治療約一年半後的造影檢查，轉移到肺部的癌細胞幾乎全都消失了（37頁**案例⑭**下圖），各處的癌細胞都縮小了。乳癌的腫瘤標記CEA（癌胚抗原）從將近6ng／ml降到2.8ng／ml（標準值為5以下）。

兩年半後，轉移到肋骨的癌細胞消失了，轉移到肺部的癌細胞只剩下痕跡，原本還有一點點轉移到脊椎的癌細胞也完全消失了。從復發到緩解，十三年過去了，直到現在都還很有活力。

案例⑮ 50歲，女性，K．F女士
發現乳癌已到轉移至腦部，用放射線也治不好的癌細胞約兩年就消失了

二〇一二年夏天，發現左邊乳房有7公分的腫瘤，同時已經轉移到腋下的淋巴結和腦部，屬於遠端轉移的第四期，已經無法開刀了，因此只能用抗癌藥物治療，結合對腦部的放射線治療。

結果雖然治好左側乳房的腫瘤，轉移到腦部的病灶似乎也有縮小的趨勢，但還是沒有清除乾淨（39頁**案例⑮**右圖），希望合併飲食療法而來本院看診。

於是除了用抗癌藥物治療外，再加上徹底的飲食療法約兩年後，原本轉移到左側頭頂附近的腦部病灶消失了，只留下淡淡的痕跡（39頁**案例⑮**左圖）。與此同時，原本轉移到腋下的癌細胞也消失了。經過八年，直到現在也沒有復發。

案例 ⑮

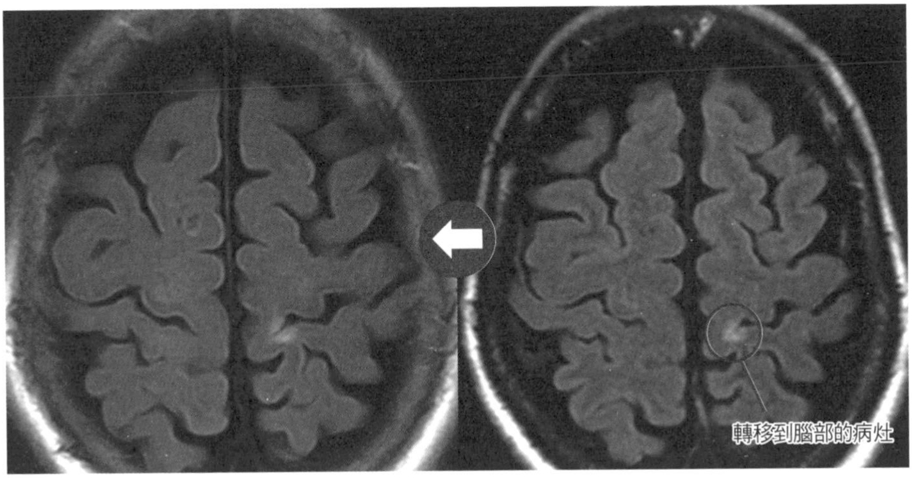

▲ 轉移到左額葉的腦部病灶兩年後呈現治癒的狀態，只留下痕跡（K · F女士，50歲，女性）

抗癌飲食療法中重要的食物成分

濟陽式抗癌飲食療法中特別重要的部分莫過於食品所含的「機能性成分」。雖然不是維持生命必須的成分，卻是有效維持健康的成分。

其中最重要的莫過於植物性食品中含有的植物化學物質（phytochemical）。主要是多酚或含有色素成分的類胡蘿蔔素家族。其中大部分皆有助於消滅致癌的活性氧。

多吃蔬菜及水果、豆類、穀類等植物性食品就能攝取到充分的機能性成分，亦是飲食療法的致勝關鍵。

除此之外，左頁表格的成分也有助於抑制癌細胞、增強免疫力。只要推行濟陽式抗癌飲食療法，就能攝取到這些豐富的成分。

成分		主要功能	哪些食品含有這些成分
木犀草素		抗氧化作用、抗發炎作用、抗過敏作用	紫蘇、青椒、茼蒿、芹菜、洋香菜、紅蘿蔔、蘋果
槲皮素		抗氧化作用、抗發炎作用	洋蔥、蘋果、花椰菜
芸香苷		抗氧化作用、抗發炎作用、強化毛血管	蕎麥、柑橘類、蘆筍
花青素		抗氧化作用、增加淋巴球等免疫細胞、保護眼睛	葡萄、藍莓、茄子、紅紫蘇、紅色大頭菜、黑大豆
聖草次苷		抗氧化作用、尤其能防止過氧化脂質的生成	檸檬、萊姆
大豆異黃酮素		抗氧化作用、阻斷性激素作用（有助於抑制乳癌或前列腺癌等癌症生成）	大豆、大豆製品
阿魏酸		抗氧化作用、促進癌細胞凋亡（自滅）	糙米、未精製的穀物
芝麻素		抗氧化作用、增加HDL、減少LDL	芝麻
兒茶素		抗氧化作用、殺菌、抗病毒作用	綠茶、紅茶、烏龍茶
類胡蘿蔔素家族	β-胡蘿蔔素	抗氧化作用、有必要的話可以在體內變換成維生素A（有效維持眼睛、皮膚、黏膜的健康）	紅蘿蔔、菠菜、小松菜、茼蒿、花椰菜等等
	茄紅素	抗氧化作用、尤其能保護眼睛及皮膚免於紫外線的傷害	番茄
	蝦紅素	抗氧化作用、尤其能保護細胞膜不被活性氧破壞	鮭魚、蝦、蟹、鮭魚卵
維生素	維生素C	抗氧化作用、美容養顏、促進膠原蛋白生成、生成抗壓荷爾蒙的必要物質	新鮮的蔬菜、水果（尤其是柑橘類、奇異果、草莓等等）、根莖類
	維生素E	抗氧化作用、促進血液循環、減緩老化	堅果、植物油、魚、黃綠色蔬菜
其他	褐藻糖膠	免疫強化作用、促進癌細胞凋亡	海藻類
	β-聚葡萄醣	免疫強化作用、尤其能強化攻擊癌細胞的免疫細胞	菇類
	EPA、DHA	促進血液循環、可有效降低血液黏稠度、預防動脈硬化	竹筴魚、沙丁魚、青花魚、秋刀魚
	檸檬酸	促進熱量代謝、促進鈣質等吸收	檸檬等柑橘類、奇異果、草莓
	膠原蛋白	改善血液循環、強化血管及皮膚	魚翅、雞或魚的軟骨
	乳酸菌	免疫強化作用、增加腸內的好菌	優格、乳酸菌營養補充品

在這一章裡，將詳細解說抗癌飲食療法的6大法則。
濟陽式抗癌飲食療法是我根據身為消化器官外科醫生治療癌症的經驗，
研究各式各樣的飲食療法，不斷累積研究出來的療法。
以下將詳細地為各位介紹其科學根據與實行時的訣竅。
請先熟讀本章，完全理解後再開始實行也不遲。

第2章

抗癌飲食療法的6大法則

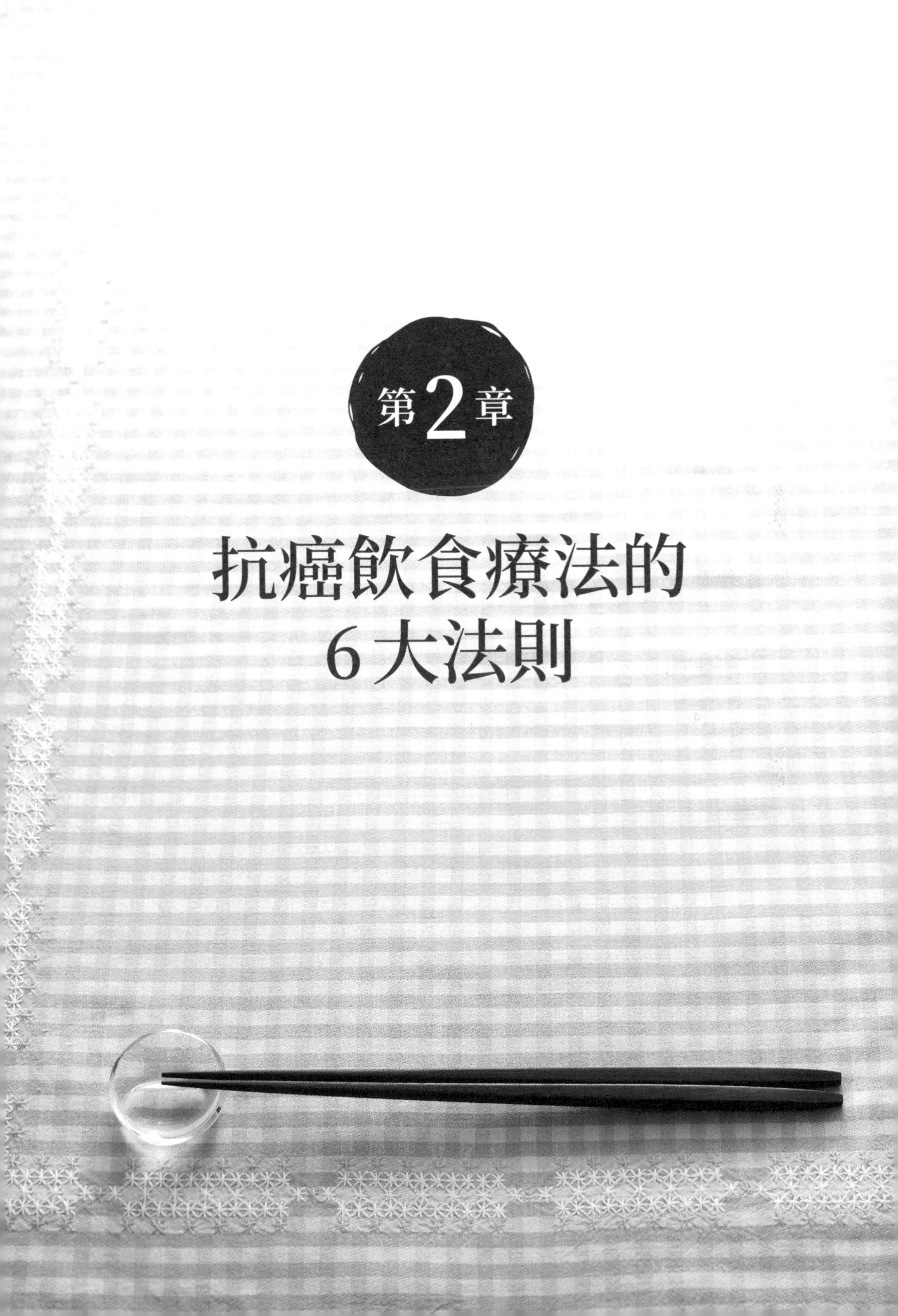

濟陽式抗癌飲食療法的6大基本法則

最初的半年至一年是勝負關鍵

本章將為大家介紹濟陽式抗癌飲食療法的6大基本法則。

基本上有兩個共通的方針，分別是「控制鹽分及動物性蛋白質、脂肪的攝取」和「大量攝取蔬果汁」這兩個重點。這是為了抑制癌細胞增生、調整體內代謝（物質在體內的利用與輪替）、提升免疫力（抑制病原體及癌細胞的能力）不可或缺的對策。

6大法則中，第1、2、3法則負責實行上述的重點，再利用第4、5、6法則來實踐有助於調節代謝及提升免疫力的方法。

過去攝取很多鹽分，以肉類、高脂肪食物為主，蔬果攝取量比較少的人可能需要煞費一番苦心才能適應。

然而，只要習慣這種飲食，在飲食中加入這6大法則之後過了一陣子，表示「可以吃出食材本身的美味了」「已經吃不慣以前那種又鹹又辣的食物或油膩的食物了」的人也不少見。

最初的半年至一年是抗癌飲食療法的勝負關鍵。不用說也知道，飲食療法的效果依病情而異，也因人而異。但只要確實執行，通常半年至一年左右就能看到一定的效果，像是腫瘤標記的數值改善、透過造影檢查可以看出病灶縮小等等。

根據我目前的臨床經驗，超過七成患者身上都可以看到改善的效果。

以「先努力一百天」的心情來挑戰

其中又以最初的一百天更為重要，相當於三個多月。

最快見效的案例大概一百天就能看到抗癌的效果。即使沒這麼快，只要持續一百天，大多數人的味覺和嗜好都改變了，對堅持將飲食療法進行到底也產生了自信。

經常可以聽見「起初有點不安，開始兩至三個月後便掌握到節奏」這種迴響。人很容易自以為「飲食習慣很難改變」，但實際試過以後，其實很快就習慣了。

不僅如此，持續一百天左右後，幾乎所有人都會感覺「身體變好了」「身體變輕了」。這是調整代謝帶來的效果，將為身體打下改善癌症的基礎。親身感受到這些變化後，也能讓人更有動力將飲食療法進行到底。

或許也有人一想到「一定要堅持下去才行」就覺得壓力很大或提不起勁來。所以請以「先努力一百天」的心情來挑戰。

法則1　將鹽分減少到近乎無鹽

鹽分與胃癌的關係

提到鹽分，大家都知道攝取太多鹽分會導致高血壓，但其實與癌症也有很深的關係。這一點在日本之所以受到矚目，源於幾十年前發生在秋田縣的事件。

秋田縣當時是腦中風人數名列前茅的城市，因為縣民的鹽分攝取量高於日本人的平均鹽分攝取量，被視為腦中風的發生率居高不下的主因，因此縣政府帶頭推行低鹽運動。

低鹽運動持續30年以上，秋田縣民原本一天超過20克的鹽分攝取量，到了二〇〇六年只剩下一半，降低到11克（參見47頁**圖1**）。

結果不僅腦中風發生率減少了一半，胃癌發生率減少更多。根據這個調查結果，高鹽分的食物不只會造成高血壓及腦中風，也會提升罹患胃癌風險因此開始受到關注（47頁**圖2**）。

時至今日，攝取過多的鹽分將提高胃癌風險的事實已廣為人知。

圖1　秋田縣民鹽分攝取量的變化

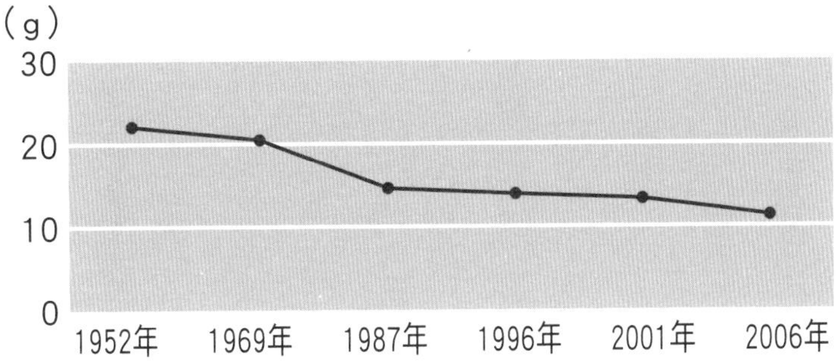

圖2　胃癌的死亡率變化

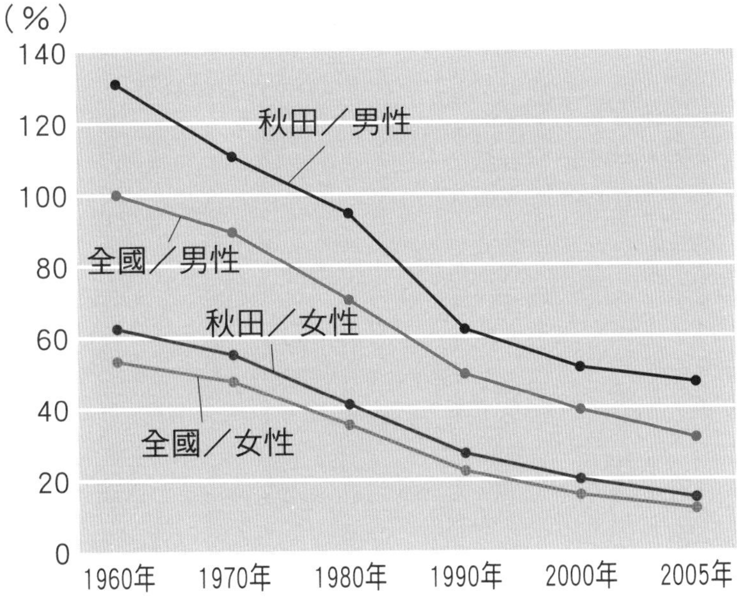

△全體縣民的低鹽運動開花結果，鹽分攝取量減少了一半。結果隨著腦中風降低到一半，胃癌的死亡率也減少到只剩下約三分之一。

如果再加上幽門螺旋桿菌就更危險了

如果一直攝取過多的鹽分，胃壁很容易受到破壞。一而再、再而三地修復，很容易傷害到基因，可能也會增加罹癌的風險。

另外，已知高鹽分如果再加上「幽門螺旋桿菌（Helicobacter Pylori）」，會讓罹患胃癌的風險更高。幽門螺旋桿菌是住在胃壁的細菌，我想很多人都聽說過幽門螺旋桿菌會提高胃潰瘍及胃癌的風險。日本隨著環境衛生改善，年輕人感染幽門螺旋桿菌的機率降低了，但50歲以上仍有八成的人是幽門螺旋桿菌的感染者。然而，實際上罹患胃癌的人只是其中的極少部分。即使同樣都感染幽門螺旋桿菌，有人會得胃癌，有人不會。可見鹽分是產生上述差異很重要的原因。

現為藤田保健衛生大學教授的塚本徹哉教授，曾在愛知縣癌症中心研究所研究幽門螺旋桿菌與胃癌關聯性，並用老鼠進行了動物實驗，證明感染幽門螺旋桿菌再加上鹽分過量攝取的話，將提高胃癌的發生率（參照49頁**圖3**）。

萬一感染幽門螺旋桿菌，殺菌是當務之急。除此之外，只要採取現在就可以開始的低鹽對策，就算是幽門螺旋桿菌的感染者，也能減少罹患胃癌的風險。

圖3　幽門螺旋桿菌＋高鹽分導致罹患胃癌的風險上升

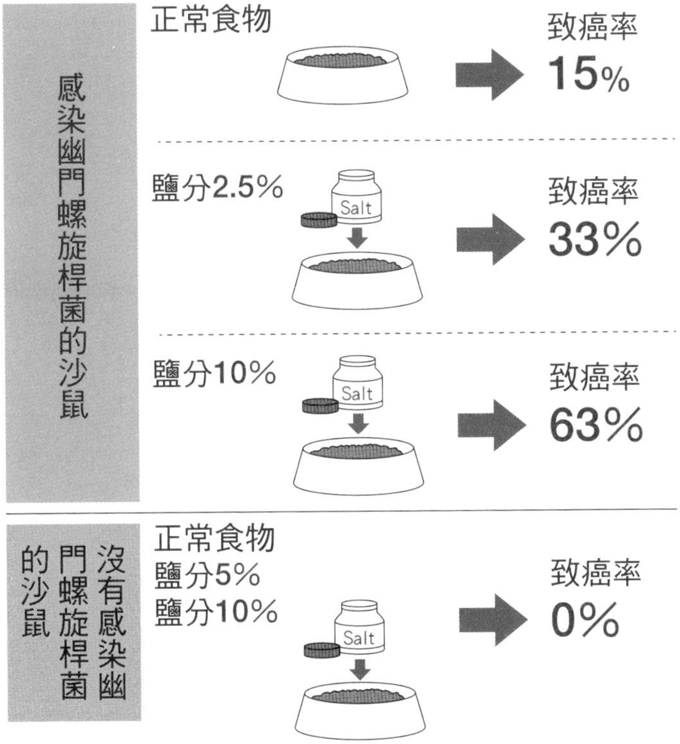

※引用自《週刊日本醫事新報》〈高鹽分食物與幽門螺旋桿菌的致癌率 2005：4252：11-13〉

⚠為沙鼠注射致癌物質，使其感染幽門螺旋桿菌後，分析給予不同鹽分濃度的飼料與胃癌發生率的關係。結果得知飼料中的鹽分濃度愈高，胃癌的發生率愈高。也確認到高濃度的鹽分會在胃裡製造出促進幽門螺旋桿菌增生的環境。

攝取太多鹽分會全面增加致癌風險

高鹽分不只會提高罹患胃癌的風險，一直攝取過多的鹽分，所有的癌症都有可能發病、惡化。因為高鹽分很容易破壞細胞的礦物質平衡。

我們的細胞內外存在著好幾種帶電的礦物質「電解質」。當這些電解質處於平衡的狀態，細胞才能正常代謝（參照51頁**圖4**）。細胞外側有許多鈉，細胞內側有許多鉀，兩者之間的平衡特別重要，稱之為「細胞的鈉鉀平衡」，通常保持在一定的微小範圍內。攝取過多鹽分會破壞上述平衡，是提高致癌風險的原因之一。

為了維持細胞外側有比較多鈉、細胞內側有比較多鉀，生物活動的能量來源「ATP」物質必須正常運作。體內因為ATP這種能量物質的作用，才有辦法維持細胞內外的鈉鉀平衡。

以上作用稱為「鈉鉀幫浦」，已知癌細胞會削弱鈉鉀幫浦的力量，增加細胞內的鈉、減少鉀（參照52頁**圖5**）。攝取太多鹽分會增加「鈉鉀幫浦」的負擔。因此濟陽式抗癌飲食療法將低鹽放在重要的位置上。

避開高鹽分的食物，盡量不要用到鹽

原則上不使用鹽調味，無論如果都需要鹹味的時候，可以用少量的「低鈉鹽」或「低鹽醬油」來烹

圖4　細胞內外的礦物質均衡

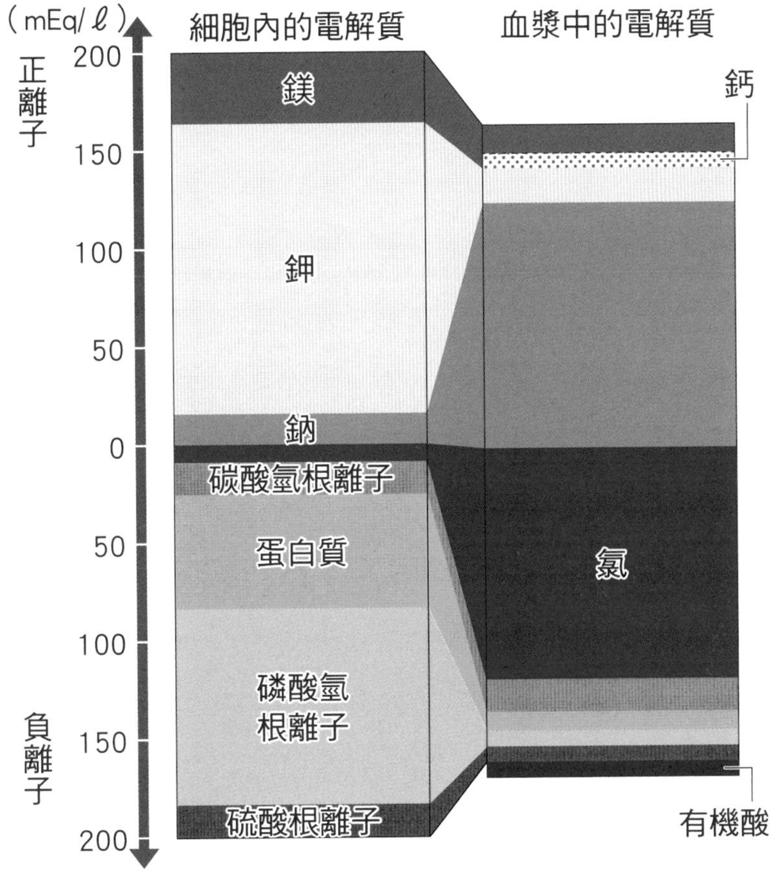

圖5　癌細胞與正常細胞的鈉鉀平衡

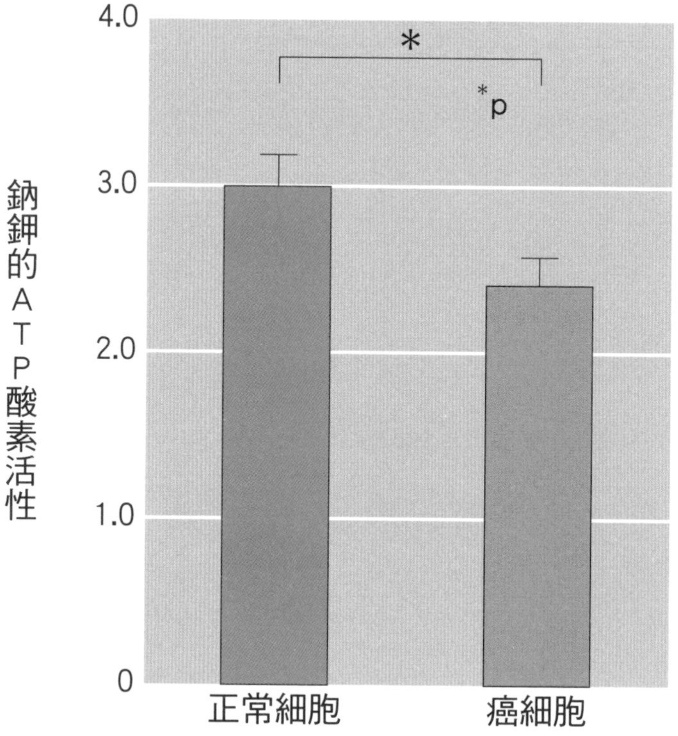

※FEBS Letters, Volume 563, Issues 1-3,9 April 2004, Pages 151-154

▲癌細胞會讓取得鈉鉀平衡的酵素活性衰退

調。低鈉鹽、低鹽醬油是指添加氯化鉀，將鈉含量減少四至六成的調味料。

食鹽又稱「氯化鈉」，是氯化物與鈉離子結合而成的產品。鹹味來自氯化物，因此某種程度上可以用氯化鉀代替。因為鈉有致癌風險，只要把一半的鈉換成氯化鉀的低鈉鹽、低鹽醬油，就能減少鈉的攝取量。因為還是含有一般鹽或醬油一半左右的鈉含量，就算要用，也盡可能只用一點點就好。此外，因為腎臟病必須控制鉀攝取量的人請務必割愛。

在低鹽醬油裡加入份量相同的醋或檸檬汁，鹽分將只有一般醬油的四分之一。酸味能增添風味，所以不會覺得少了點什麼，還能降低鹽分。可以用在燙青菜、涼拌豆腐或生魚片的時候，其他料理也能善用醋或檸檬汁的酸味以降低鹽分。

另外，也可以善用昆布或柴魚片、小魚乾等熬煮的天然高湯，使用自己喜歡的香辛料，如：胡椒、肉桂、辣椒、咖哩粉，或紫蘇、生薑、蔥等帶辛香味的蔬菜，還能透過烹調手法增添風味，如烤得恰到好處的焦香味等，不僅能降低鹽分，又能兼顧美味。

我建議各位用天然高湯來做菜，但是要避免市售的高湯粉或液體高湯。這些高湯的主成分為「麩胺酸鈉」，味道不鹹，但仍含有鈉。既然都要低鹽了，千萬別因為市售高湯而增加了鈉的攝取量。

一開始就知道含有很多鹽分的食品更要避免，例如鹽漬鱈魚卵、鮭魚卵、醬菜、佃煮、鹹魚等等。一般人可能不知道，竹輪等魚漿製品、火腿、鑫鑫腸等加工品也含有很多鹽分。從避免攝取含有致癌風險的食品添加物的角度來看，儘量不要吃這些加工食品。事實上，麵湯也含有很多鹽分，所以請不要喝。

盡量少吃！	盡量多吃！
☑ 鱈魚卵、鮭魚卵等鹽漬食品	☑ 天然的高湯
☑ 醬菜、佃煮等	☑ 檸檬或醋的酸味
☑ 魚乾、鹹魚等	☑ 胡椒、肉桂、辣椒、咖哩粉等香辛料
☑ 火腿、鑫鑫腸、魚漿製品等加工食品	☑ 烤得恰到好處的焦香味
☑ 拉麵、蕎麥麵、烏龍麵等麵類的湯	☑ 低鈉鹽、低鹽醬油（少量）

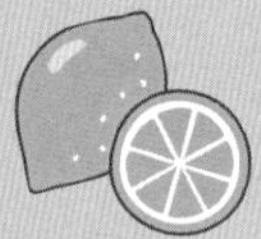

法則2 吃肉的限制

四隻腳的動物會增加致癌風險

平日攝取的食物中，動物性食品與**法則1**提到的鹽分，並列為會增加致癌風險的危險物品。廣義的動物性食品泛指肉類、魚貝類、蛋等等，其中特別容易致癌的是牛肉、豬肉、羊肉等用四隻腳走路的動物。

這種四足動物的蛋白質稱之為「動物性蛋白質（Animal Protein）」，脂肪稱為「動物性脂肪（Animal Fat）」（「Animal」除了泛指所有動物以外，也有四足步行動物的意思）。

已知動物性蛋白質與動物性脂肪都會增加癌症生成、惡化的風險（以下提到的「動物性」主要是指「四足步行動物」）。接下來將為各位介紹其原理及研究結果。

動物性蛋白質與癌症發生的關係

美國哈佛大學的沃爾特．威利特教授針對牛肉的食用頻率與大腸癌的關係進行了調查，結果發現兩者之間具有明顯的正相關。研究報告指出，每天吃牛肉的人，大腸癌發生率是每月吃不到一次牛肉的人約2.5倍（參照56頁**圖6**）。

另外，美國康乃爾大學的T・柯林・坎貝爾博士將老鼠分成兩群，一群餵食含有5％動物性蛋白質的飼料，另一群餵食含有20％動物性蛋白質的飼料，然後再施打會引發肝癌的物質進行實驗。比較兩群老鼠得肝癌的機率，餵食含有20％動物性蛋白質的老鼠的肝癌發生率約5％老鼠的三倍。

圖6　牛肉的食用頻率與大腸癌的關係

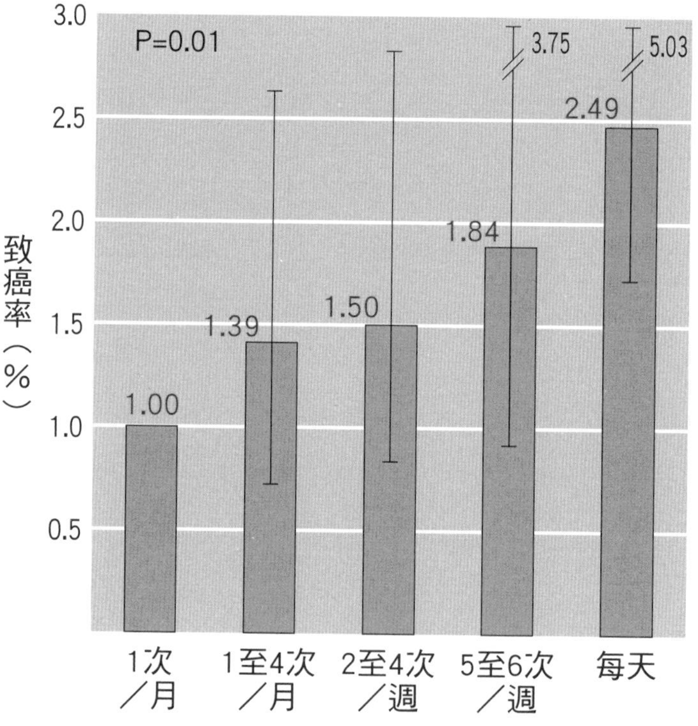

※引用willet和Engl J Med,1990的數據

▲ 比較食用牛肉的頻率與大腸癌發生率的研究。每天吃牛肉的人，大腸癌發生率是每月不到1次的人約2.5倍。

圖7　動物性蛋白質與肝癌

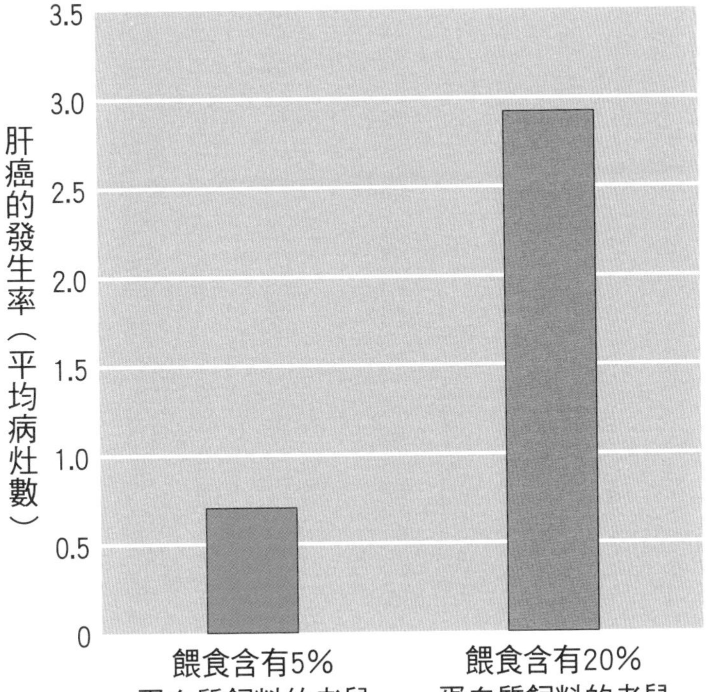

※引用 T.Colin Campbell The China Study 的數據

▲分別餵食兩群老鼠含有5%蛋白質的飼料與含有20%蛋白質的飼料，再分別施打會引發肝癌的物質。20%老鼠的肝癌發生率約5%老鼠的三倍。

攝取過多的動物性蛋白質，為何為增加致癌的風險呢。蛋白質由數千至數萬個二十種蛋白質相互串連而成。我們吃下的蛋白質會先在體內四分五裂，再組合成適合人體的形狀。若攝取太多動物性蛋白質，蛋白質的分解、合成會變得非常活躍。如此一來，在體內合成胺基酸時，胺基酸序列出錯的可能性就會大增，一般認為這是致癌風險變高的原因。

理由1 攝取太多動物性脂肪會降低對抗癌細胞的免疫力

攝取太多動物性脂肪也會增加致癌的危險性。最主要的原因在於動物性脂肪會加速動脈硬化，干擾免疫細胞的作用。

動物性脂肪含有大量名為飽和脂肪酸的脂肪酸（構成油脂的基礎部分）。飽和脂肪酸具有增加血中「LDL」（低密度脂蛋白）的作用，LDL是負責搬運膽固醇的角色，一旦氧化，就會變成加速動脈硬化的「氧化LDL」。氧化LDL是有害物質，因此在血液中巡邏的免疫細胞「巨噬細胞」會將之排除。巨噬細胞會吸收有害物質，消除其毒性。

吸收了太多氧化LDL的巨噬細胞將失去作用，沉積在血管壁。當巨噬細胞附著在血管壁上，就會加速動脈硬化。不只氧化LDL，巨噬細胞負責處理絕大部分的有害物質，「找出癌細胞加以消滅」也是巨噬細胞的任務。

因此如果攝取太多動物性脂肪，導致血中的氧化LDL增加，就得動員很多巨噬細胞來處理，使得巨噬細胞沒空消滅癌細胞，讓癌細胞更容易生成、增生。不僅如此，如果因為攝取太多動物性脂肪加速動脈硬化，導致血液循環不良，巨噬細胞等免疫細胞就更不容易前往長出癌細胞的部位了。為了不讓癌細胞增生，要避免攝取動物質蛋白質和動物性脂肪。

理由2　增加腸內的壞菌會提升罹患大腸癌的風險

偏重肉食的飲食習慣會增加致癌風險，讓腸內環境惡化，增加得大腸癌的風險。

我們的腸道裡住著三百種、一百兆個腸內細菌。腸內細菌分成好菌和壞菌，偏重肉食的飲食習慣會增加壞菌的代表——大腸桿菌和產氣莢膜芽胞梭菌。這些壞菌會在體內變成致癌物質，釋放出胺類等有毒物質。

人體內原本有一種叫「葡萄糖醛酸」的物質，會在肝臟與入侵體內或在體內形成的有害物質結合，消除有害物質的毒性，這稱為「葡萄糖醛酸化」（參照60頁**圖8**）。葡萄糖醛酸有如刀鞘，能包住有害物質的刀鋒。

在肝臟製造的膽紅素是膽汁（消化脂肪的液體）的重要成分，但本身毒性很強，要經葡萄糖醛酸化之後再送到腸道。腸內壞菌是阻止葡萄糖醛酸化的酵素（葡萄醣醛酸酶），等於拿掉有害物質的刀鞘。這麼一來，膽紅素等有害物質就會損傷大腸壁，讓大腸癌的風險提升。經過不同的角度說明，相信各位已經了解為了消滅癌症要避免攝取肉類。

圖8　偏重肉食會增加腸內的有害物質

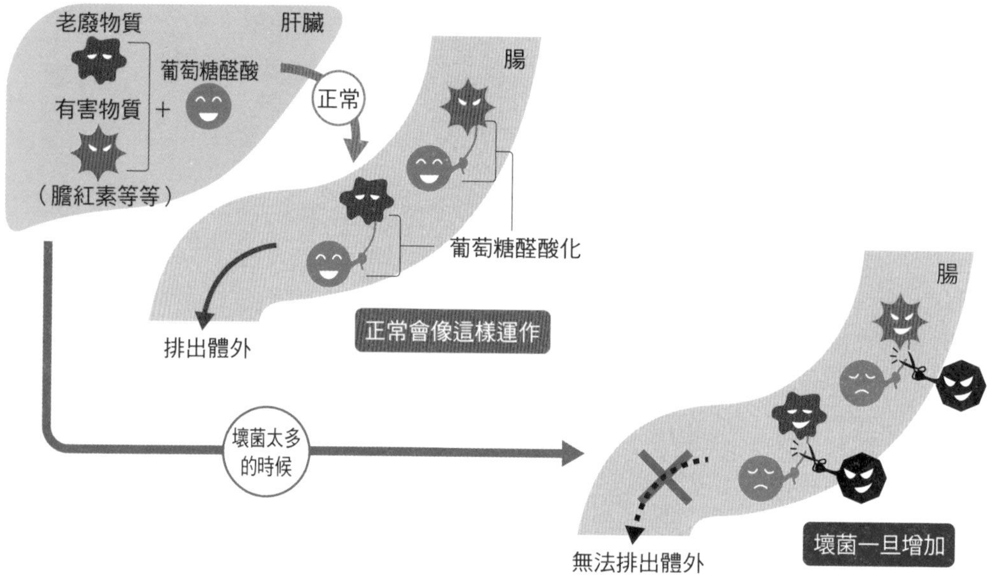

▲偏重肉食的飲食習慣會讓腸內的壞菌增加。壞菌會產生有害物質，提高得大腸癌的風險。而且還會隔絕葡萄糖醛酸與在肝臟內經由「葡萄糖醛酸化」而變得無害的物質，導致毒性增加。

至少半年不吃牛肉、豬肉，改吃雞肉

基於以上的理由，濟陽式抗癌飲食療法規定在一定期間內，禁止攝取四足步行動物（牛、豬、羊等）。這段期間至少半年。如果半年還看不到癌症有所改善，請視情況延長禁止吃紅肉的時間。檢查發現體內仍有癌細胞時，請避免攝取四足步行動物，直到檢查出來已經沒有癌細胞時，才可以視狀況慎重且緩慢地解除限制。

不能吃牛肉、豬肉的期間，請改吃雞肉、海鮮和蛋，以攝取人體所需的蛋白質，但也不要吃太多。雖說雞肉的脂肪含有少於四足步行動物的飽和脂肪酸，但也要選擇脂肪更少的雞柳或雞胸肉，量是平常（以前攝取的份量）的七至八成。

海鮮要避開紅肉魚，份量減為平常的七至八成

在執行濟陽式抗癌飲食療法的時候，就算可以吃海鮮，也不能吃紅肉的鮪魚或鰹魚。如果是身體健康的人，不僅可以吃這些魚，這些魚還是補充鐵質的來源，但如果是需要注意飲食的癌症病人，我就不推薦了。鮪魚或鰹魚之所以是紅色的，是負責輸送氧氣的肌紅蛋白所造成，肌紅蛋白很容易氧化。當切斷氧化物鍵時，會產生分子構造的不完全氧化（也就是活性氧），活性氧是致癌的成分，所以氧化的食品會傷害細胞，可能加速癌症惡化。

請多攝取白肉魚，如：鯛魚、鰈魚、比目魚、鱈魚，青背魚，如：竹筴魚、沙丁魚、青花魚、秋刀魚，還有貝類如：海瓜子、蜆、牡蠣、扇貝，以及甲殼類，如：蝦蟹，和花枝、章魚等頭足類。魚貝類的攝取量跟雞肉一樣，約為平常的七至八成。

另外，鮭魚雖然看起來是紅色的，但是鮭魚肉的紅色並不是由血紅蛋白或肌紅蛋白形成，而是名為蝦紅素的抗氧化物質（防止氧化的物質），反而是很適合在執行飲食療法時吃的魚。

青背魚含有EPA（二十碳五烯酸）及DHA（二十二碳六烯酸）等現代人很容易缺乏的omega-3多元不飽和脂肪酸，所以很值得推薦。只不過，魚背與魚腹間的紅褐色部分，含有很容易氧化的血紅蛋白及肌紅蛋白，雖然份量不多，吃了也沒有關係，但還是選新鮮的青背魚比較好。

一般魚乾很容易氧化又含有鹽分，所以不要吃，但如果是鰞仔魚乾或櫻花蝦，因為能完整攝取到整條魚的養分，若是只含天然鹽分的新鮮產品。不妨視情況以泡熱水之類的方法去除鹽分，用來當調味料，酌量使用。

蛋，尤其是蛋白含有高優質的蛋白質，蛋黃據說會增加膽固醇，不過最近有研究證明，除非是遺傳性的高血脂症等特殊體質，否則不用擔心。因此一天可以吃一至兩個蛋。請盡量選擇品質好一點的蛋（採放養方式，吃穀類或貝殼長大的雞下的蛋）就更放心了。

大豆、大豆製品也是高優質的蛋白質來源，這部分在**法則4**再為大家介紹。

法則3　飲用大量的蔬果汁

蔬果汁是抗癌飲食療法的祕密武器

如同本章開頭提到的，喝蔬果汁是抗癌飲食療法的制勝關鍵。

開創抗癌飲食療法之先河的葛森療法、加以變化的星野式葛森療法等等，都要求患者喝下大量現榨的蔬果汁。發明葛森療法的馬克斯・葛森博士形容用新鮮的蔬菜、水果現榨的蔬果汁「相當於天然的抗癌藥物」。另外，以治療癌症及各種疑難雜症的實績為人所知的甲田療法則強調要喝下大量的青菜汁。

最主要的原因在於蔬菜、水果含有大量的抗氧化成分（能消除有害的活性氧，防止身體氧化的成分）。蔬菜的抗氧化成分除了維生素C、維生素E、β-胡蘿蔔素等維生素外，還有抗氧化作用非常強大的多酚及硫化物等等。多酚及硫化物又稱為植物化學物質（植物性的機能性成分）。

另外，蔬菜、水果也含有豐富的鉀、鈣、鐵質等礦物質、膳食纖維、酵素等有助於調整體質的成分。這些成分能透過讓細胞的代謝恢復正常、增強免疫力等作用，增加與癌症對抗的體力。**法則1**曾說明過癌症與鹽分的關係，而新鮮的蔬菜、水果含有豐富的鉀，具有促進排泄體內多餘鹽分（鈉）的作用。

利用植物化學物質保護身體不氧化

活性氧是毒性相當高的物質，會讓體內的物質、細胞、基因，因此氧化受損。在體內形成的活性氧大致分成四種（65頁的**圖9**），其中兩種稱為「自由基」，是非常不穩定的物質。

構成物質的分子通常擁有兩個電子，保持在穩定的狀態，但自由基只有一個電子，是很不穩定的分子。由於只有一個電子，會從附近的分子手中搶走電子，稱為「氧化」現象。被搶走電子的分子則會變成自由基，又搶走其他分子的電子。一旦發生上述的氧化連鎖反應，就會對細胞造成傷害，導致癌症發作或惡化（66頁**圖10**）。

除了癌症以外，活性氧也會加速老化及動脈硬化，是許多疾病的成因（67頁**圖11**）。但我們無法完全逃離活性氧。因為活性氧不只由紫外線或空氣污染等體外的要素構成，當我們燃燒體內的食物獲得熱量時，「燃燒的氣體」也會形成活性氧。人只要活著一天，體內就會不停地生成活性氧。

幸好體內也具備有強力抗氧化作用的酵素，但是產生酵素的能力會隨著衰老而逐漸退化。不僅如此，惡劣的環境及飲食習慣、壓力等也會大幅增加活性氧，削弱酵素的力量。為了強化酵素的力量，保護自己不得癌症，重點在於要從食物中攝取抗氧化物質，其中最有效的莫過於蔬菜中的植物化學物質。

圖9　四種活性氧的特徵

毒性	活性酸素	作用、特徵	消除活性氧的酵素
低	超氧化物自由基	在體內大量生成，也用於消除病毒等異物。是活性氧中毒性最低、害處最少的	在體內生成名為超氧化物歧化酶（SOD）的酵素
	過氧化氫	主要攻擊血液及血管。是毒性第二低的活性氧，但是在光線的刺激下很容易變成羥自由基	在體內生成過氧化氫酶等酵素
	單重態氧	很容易受到紫外線的刺激，在皮膚及眼睛生成的活性氧。具有讓皮膚及黏膜的蛋白質氧化、質變的強大威力	無法在體內生成消除活性氧的酵素 必須由食物攝取
高	羥自由基	毒性最高、最凶惡的活性氧。會在體內的所到之處發生氧化反應，會破壞細胞膜及基因，很容易致癌	無法在體內生成消除活性氧的酵素 必須由食物攝取

△主要有四種活性氧，其中兩種無法靠體內自然生成的酵素消除。另外，即使能在體內生成酵素，也會隨著年華老去而減少，所以還是得靠飲食補充抗氧化物質。

圖10　活性氧增加的原因與對身體的危害

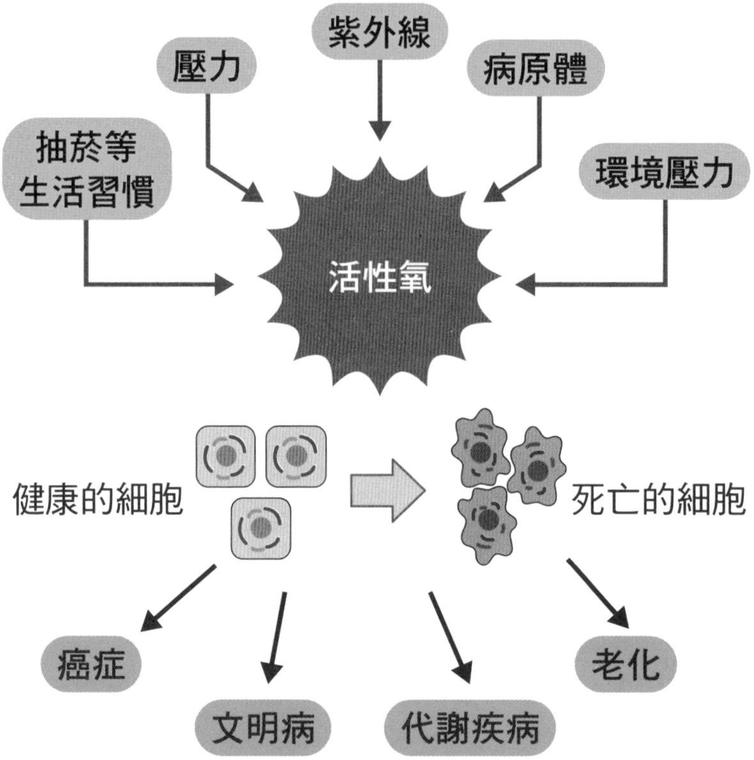

▲年華老去、紫外線、病原體、生活習慣、壓力等會導致活性氧增加。過多的活性氧則會加速老化，提高致癌的風險。

＊以上引用自《一生 のいらない体になる！健康のしくみ 鑑（打造一輩子不用吃藥的身體！健康圖鑑）》濟陽高穗、栗原毅著，寶島社出版

圖11　自由基引起的氧化

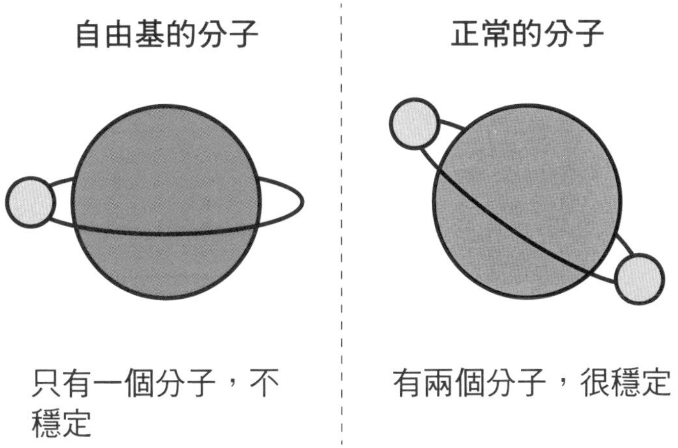

●何謂氧化……

只有一個電子的自由基破壞其他的分子，搶走其他分子的電子。不斷地引起連鎖反應，持續氧化。

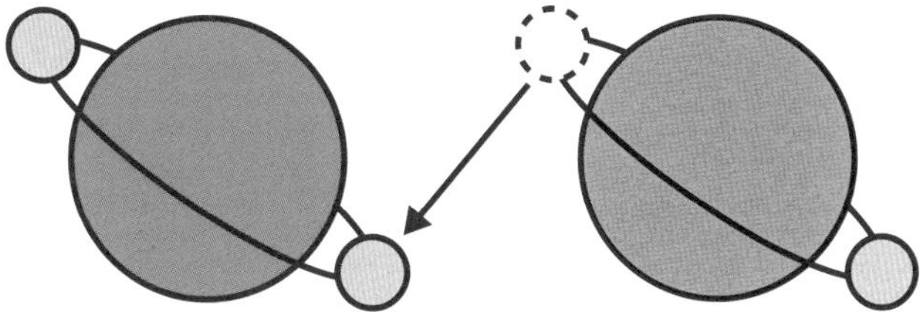

每天要喝1.5至2公升的蔬果汁

蔬菜中的植物化學物質、酵素、鉀、維生素C等皆有助於對抗癌症，經過加熱，大部分都會溶解在湯汁裡，受到破壞，因此最好的攝取方法是盡可能生吃。可惜生吃很難一次攝取到大量的蔬菜，所以請打成蔬果汁來喝。打成汁還有一個好處，那就是破碎植物的細胞壁，更有效攝取其中的成分。

使用於抗癌飲食療法的蔬菜、水果請盡量選擇無農藥或低農藥、有機栽培的蔬果。適當搭配以下的食材，以果汁機打碎。新鮮的蔬果汁一天的理想攝取量為1.5至2公升，盡量分成幾次來喝（食譜請參照**第4章**），至少兩至三次。

如果不是無農藥的蔬菜、水果，請將蔬菜浸泡在水裡一段時間，有助於洗淨農藥。根莖類或水果須泡水半天乃至於一整晚再削皮使用。葉菜類只要事先泡水30分鐘左右即可。日本要求農家如果要使用農藥，快收成時只能用可以輕易用水洗掉的農藥。也有實驗結果證明，絕大部分的農藥都可以在10至15分鐘內洗掉，因此只要浸泡30分鐘，應該就能洗淨農藥了。

除了蔬果汁以外，也要提醒自己多吃蔬菜，以一天150克為目標。也要適量地攝取當季的新鮮水果。因腎臟病導致鉀攝取量受到限制的人，包含蔬果汁在內，請與醫生討論蔬菜、水果要怎麼吃，並且遵照醫生的指示攝取。

喝新鮮蔬果汁的理由

① 可以攝取到抗氧化物質

可以有效率地攝取到抗氧化物質，抗氧化物質可以讓致癌要素之一的活性氧變得無害。

② 可以攝取到維生素、礦物質

缺乏維生素、礦物質是致癌的主要原因。有些維生素、礦物質不耐高溫，以生吃的方式比較能有效率攝取。

③ 幾乎沒有鹽分

蔬果汁是液體，對腸胃的負擔比較小，很適合在手術後攝取營養。尤其是動過消化器官的手術後請務必一試。

④ 對腸胃沒什麼負擔

蔬果汁是液體，對腸胃的負擔比較小，很適合在手術後攝取營養。尤其是動過消化器官的手術後請務必一試。

⑤ 即使沒有胃口也能堅持下去

即使因為化學療法的副作用變得沒有胃口、進食困難，也能輕鬆地飲用蔬果汁，比較能堅持下去。

⑥ 還能降低藥物的副作用

藉由攝取大量的抗氧化物質以提升免疫力，降低藥物療法帶來的副作用。

適合用來打蔬果汁的蔬菜、水果

蔬菜

根莖類

紅蘿蔔、白蘿蔔、大頭菜、洋蔥等

葉菜

高麗菜、菠菜、小松菜、蘿蔔葉、芹菜、洋香菜、
茼蒿、大白菜等

果菜、其他

番茄、青椒、彩椒、花椰菜等

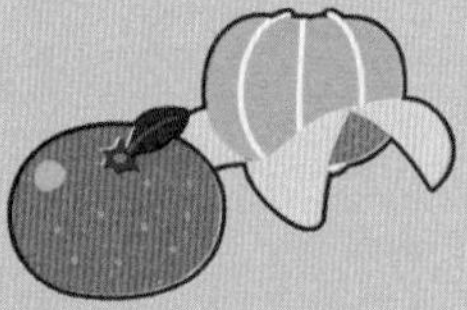

水果

柑橘類

葡萄柚、橘子、八朔蜜柑、檸檬等

其他

蘋果、香蕉、草莓、柿子、西瓜、哈密瓜、
鳳梨等

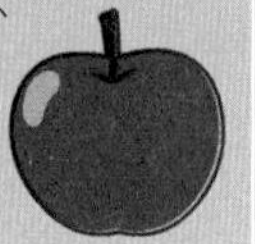

法則4 攝取未精製的主食（含豆類、根莖類）

胚芽成分含有豐富能有效抑制癌細胞的物質

濟陽式抗癌飲食療法善用未精製的穀物為主食。所謂未精製的穀物，指的是糙米及胚芽米，留下一些麩皮的米，用全麥麵粉（含有胚芽成分的麵粉）所做的麵包及義大利麵等等。最近便於食用、營養豐富的發芽糙米也很受歡迎。在白米裡加入含有豐富的胚芽成分，或營養成分相近的小米、稗粟、黍稷、大麥等雜糧一起煮也是個好方法。

胚芽成分含有豐富的維生素B群及E、抗氧化物質木酚素及植酸、膳食纖維等成分，除了能幫助代謝，還能發揮抑制癌症的效果。相較於糙米和白米的營養成分，不難發現胚芽成分含有非常多的養分（參照72頁的**圖12**）。從營養學的角度來說，吃的時候剔除胚芽成分其實是一件非常可惜的事。

法則1提到為了讓「鈉鉀幫浦」正常運作，細胞的能量來源ATP扮演著非常重要的角色，而維生素B群則在產生ATP上扮演著非常重要的角色。維生素B群是現代人很難在日常生活飲食中攝取到的維生素，但是因為胚芽含有豐富的維生素B群，只要多吃未精製的穀類，就能有效率地攝取。

順帶一提，流行於江戶時代的腳氣病其實是維生素B_1缺乏症，在當時屬於原因不明的死亡疾病，人人聞之色變。離開江戶，搬去鄉下住的「遷居療法」是治療方法之一。事實上，搬家本身沒有太大的意義，是因為住在鄉下，吃到糙米或留下一些麩皮的米、麥飯等機會大增，補充了維生素 B_1，腳氣病自然就好了。

由此可見，糙米或留下一些麩皮的米等未精製的白米確實有助於補充維生素B群。

圖12　比較糙米和精白米的維生素、礦物質

紅色為糙米與精白米相較之下的營養價值

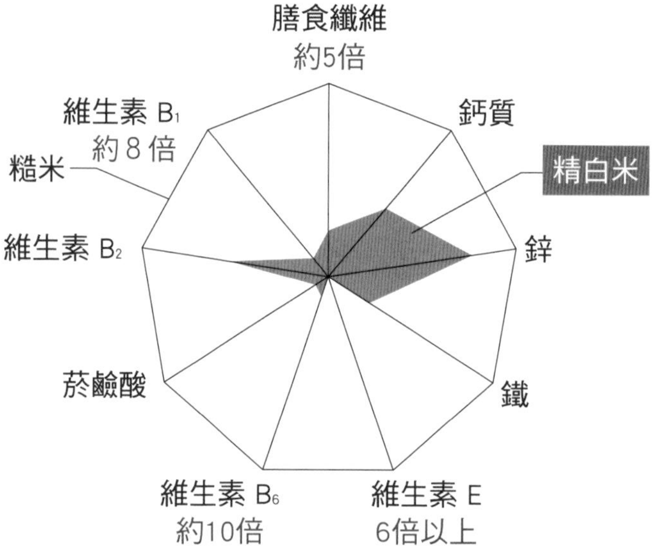

一天一次以未精製的穀物為主食

雖然未精製的穀物對身體好，但是如果每餐都要吃，大概很難持續下去吧。未精製的穀物含有大量維生素B群等養分，就算沒有餐餐吃，只要每天吃一次，就能補充到有效成分。因此濟陽式抗癌飲食療法要「至少每天一次以未精製的穀物為主食」。

假如中午都在外面吃飯，無法控制主食、或早上趕著出門，無法吃到未精製的穀物，即使每個人都有各自的狀況，應該也能每天吃上一次吧。最近坊間也多了許多主打養生，提供糙米或胚芽米、發芽糙米、全麥麵包或義大利麵的店家。視情況光顧店家，總之盡量每天至少要吃一次未精製的穀物。

或許很多人都對糙米抱持著「很難煮熟」「硬梆梆的很難下嚥」的印象，但最近的電鍋都有「糙米模式」，要煮得好吃其實很簡單。即使沒有糙米模式，只要拉長浸泡的時間，用多一點的水煮兩次，就能煮軟，應該也有很多人覺得糙米比白米更有味道、更可口。

胚芽米及發芽糙米就更好煮了，市面上也

糙米的蒸煮方式

❶ 如果壓力鍋或電鍋有糙米模式，用糙米模式來煮，就跟平常煮飯一樣，但如果拉長浸泡時間，還能煮得更好吃。

❷ 用一般電鍋來煮的時候，請先浸泡一個晚上，再用多一點水（比白米多二至三成，或是比電鍋的刻度再多半個刻度）煮兩次（開關跳起來以後再按一次）。

圖13　糙米、胚芽米、白米的剖面圖

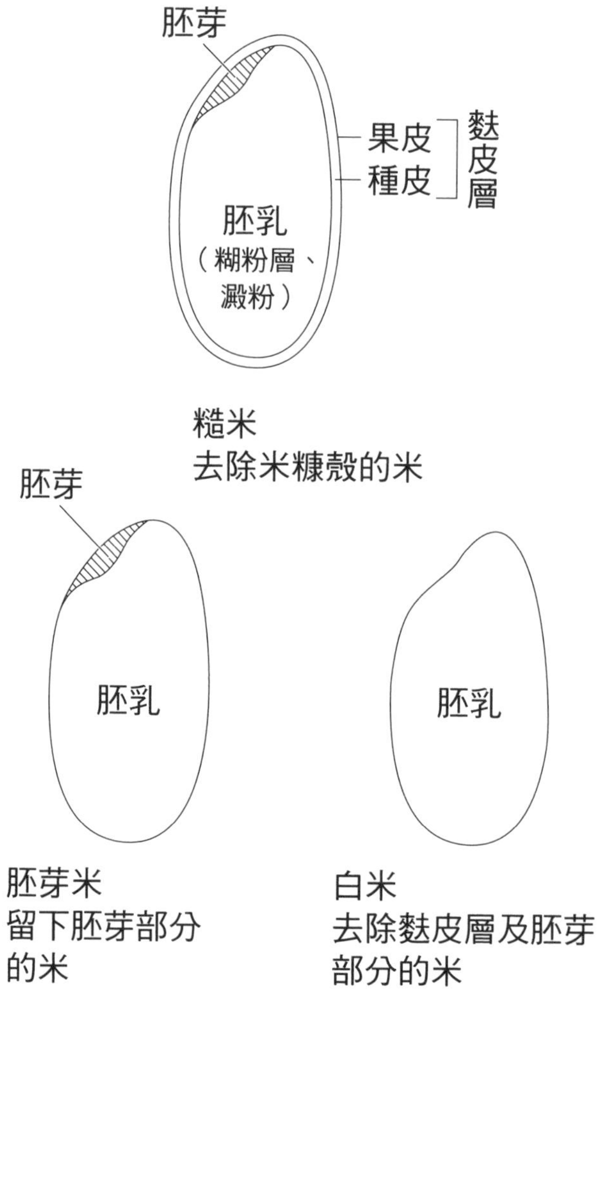

有混入白米中就能輕鬆煮好的雜糧包，煮出來的雜糧飯也很美味。請務必拋開成見，把糙米及胚芽米、雜糧飯都試一遍。

每天都要攝取一次豆類及根莖類

根莖類含有各種豐富的維生素、礦物質、膳食纖維等，有助於調整新陳代謝，是最好常吃的食品（參照76頁**表1**）。在持續抗癌飲食療法的過程中，是能放心攝取的輕食或點心，只要簡單地蒸一下、烤一下、煮一下就可以吃，這點也很迷人。

另一方面，以大豆為首的豆類、豆製品，含有大量的高優質蛋白、維生素、礦物質、膳食纖維。尤其是大豆及豆腐、納豆等大豆製品，不僅含有能調節熱量代謝的維生素B群，還有豐富的異黃酮等多酚類，有助於抑制癌症或動脈硬化。

京都大學榮譽教授家森幸男老師是有名的大豆研究家，曾進行大規模的流行病學調查，結果顯示大豆異黃酮有抑制乳癌及攝護腺癌的效果（77頁**表2**）。根莖類及豆類、豆製品的種類繁多，抗癌飲食療法建議每天至少都要各吃一種。不要每天吃同樣的東西，選擇富有變化的方式對身體更好。不只可以做成配菜，如前所述，當成點心也是好方法。

表1　豆類的營養成分

營養成分		大豆	紅豆	鷹嘴豆	扁豆	毛豆
熱量（kcal）		176	146	171	170	134
蛋白質（g）		14.8	8.6	9.5	11.2	11.5
脂肪（g）		9.8	0.8	2.5	0.8	6.1
碳水化合物（g）		8.4	25.6	27.4	29.1	8.9
膳食纖維總0量（g）		8.5	8.7	11.6	9.4	4.6
	鉀（mg）	530	430	350	330	490
礦物質	鈣（mg）	79	27	45	27	76
	鎂（mg）	100	43	51	44	72
	燐（mg）	190	95	120	190	170
	鐵（mg）	2.2	1.6	1.2	4.3	2.5
	鋅（mg）	1.9	0.9	1.8	2.5	1.3
維生素	維生素E（mg）	9.8	5.7	8.4	3.1	8.6
	維生素 B_1（mg）	0.17	0.15	0.16	0.20	0.24
	維生素 B_2（mg）	0.08	0.04	0.07	0.06	0.13
	菸鹼酸（mg）	0.4	0.5	0.4	0.7	1.0
	維生素 B_6（mg）	0.10	0.11	0.18	0.16	0.08
	葉酸（μg）	41	23	110	22	260
	泛酸（mg）	0.26	0.43	0.48	0.57	0.45
	生物素（μg）	9.8	3.3	8.9	-	-

根據日本食品標準成分表2015年版（第七版）製成，100克「汆燙」的可食部分中的含量

表2　根莖類的營養成分

營養成分		馬鈴薯	地瓜	芋頭	山藥
熱量（kcal）		76	134	58	65
蛋白質（g）		1.8	1.2	1.5	2.2
脂肪（g）		0.1	0.2	0.1	0.3
碳水化合物（g）		17.3	31.9	13.1	13.9
膳食纖維總0量（g）		8.9	2.2	2.3	1.0
礦物質	鉀（mg）	410	480	640	430
	鈣（mg）	4	36	10	17
	鎂（mg）	19	24	19	17
	燐（mg）	47	47	55	27
	鐵（mg）	0.4	0.6	0.5	0.4
	鋅（mg）	0.2	0.2	0.3	0.3
維生素	維生素B_1（mg）	0.09	0.11	0.07	0.10
	維生素B_2（mg）	0.03	0.04	0.02	0.02
	菸鹼酸（mg）	1.5	0.8	1.0	0.4
	維生素B_6（mg）	0.20	0.26	0.15	0.09
	葉酸（µg）	20	49	30	8
	泛酸（mg）	0.50	0.90	0.48	0.61
	生物素（µg）	0.4	4.1	3.1	2.2
	維生素C	28	29	6	6

根據日本食品標準成分表2015年版（第七版）製成，100克可食部分中的含量

表3　豆製品的營養成分

營養成分		板豆腐	嫩豆腐	油豆腐	炸豆皮	凍豆腐（水煮）	牽絲納豆
熱量（kcal）		80	62	150	410	115	200
蛋白質（g）		7.0	5.3	10.7	23.4	10.7	16.5
脂肪（g）		4.9	3.5	11.3	34.4	7.3	10.0
碳水化合物（g）		1.5	2.0	0.9	0.4	1.1	12.1
膳食纖維總量（g）		1.1	0.9	0.7	1.3	0.5	6.7
礦物質	鉀（mg）	110	150	120	86	3	660
	鈣（mg）	93	75	240	310	150	90
	鎂（mg）	57	50	55	150	29	100
	燐（mg）	88	68	150	350	180	190
	鐵（mg）	1.5	1.2	2.6	3.2	1.7	3.3
	鋅（mg）	0.6	0.5	1.1	2.5	1.2	1.9
維生素	維生素E（mg）	4.4	3.4	8.5	19.1	6.7	9.9
	維生素 B_1（mg）	0.09	0.11	0.07	0.06	0	0.07
	維生素 B_2（mg）	0.04	0.04	0.03	0.04	0	0.56
	菸鹼酸（mg）	0.2	0.2	0.1	0.2	0	1.1
	維生素 B_6（mg）	0.05	0.06	0.08	0.07	0	0.24
	葉酸（μg）	12	12	23	18	0	120
	泛酸（mg）	0.02	0.09	0.17	0.07	0.02	3.60
	生物素（μg）	4.1	3.5	-	7.1	3.1	18.2

根據日本食品標準成分表2015年版（第七版）製成，100克「氽燙」的可食部分中的含量

圖14　大豆異黃酮的癌症抑制效果

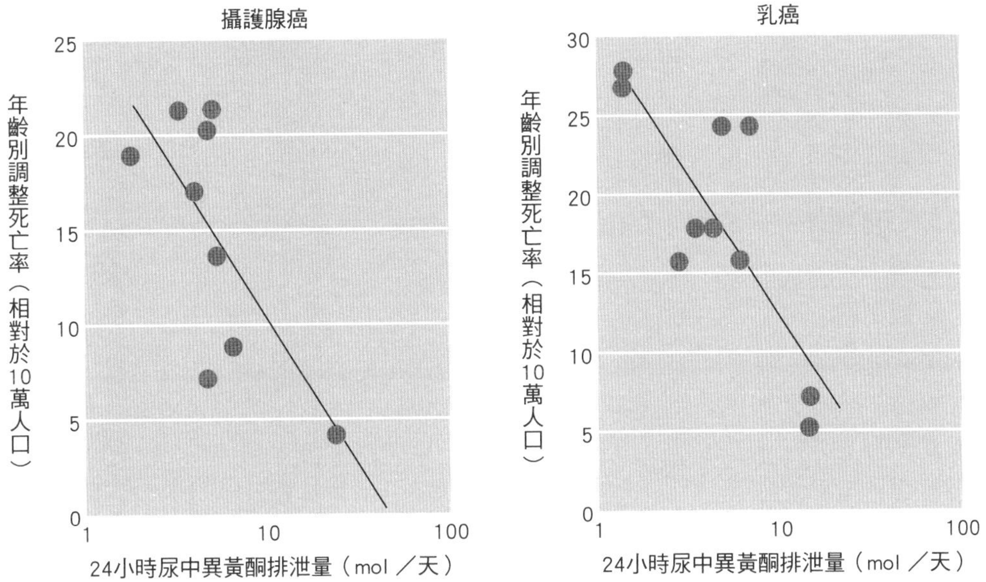

＊根據京都大學．家森幸男榮譽教授的研究

▲ 分析反映出大豆及大豆製品攝取量的尿中異黃酮排泄量，比較乳癌及攝護腺癌的死亡率，進行大規模調查的結果。異黃酮排泄量愈多（大豆及大豆製品的攝取量比較高）的人死亡率愈低。

攝取胚芽成分、豆類、根莖類的重點

- ☑ **未精製的穀物＝每天至少一次以糙米、發芽糙米、胚芽米、全麥麵包或義大利麵、混入小米、稗粟、黍稷、大麥等雜糧的飯等為主食。**
- ☑ **根莖類＝每天至少一次從馬鈴薯、地瓜、芋頭、山藥中選一種攝取。**
- ☑ **豆類、豆製品＝每天至少一次從大豆、納豆、豆腐、毛豆、紅豆、鷹嘴豆、扁豆中選一種攝取。**

法則5 攝取有助於提升免疫力的食材

乳酸菌 增加腸內的好菌，增強免疫力

法則5列出能透過增強免疫力、調整代謝等功效，有助於改善癌症的食品。分別是**乳酸菌**、**海藻**、**菇類**、**檸檬**、**蜂蜜**、**啤酒酵母**這六種食品。以下依序為各位解說要如何攝取及其功效。

首先是乳酸菌。在抗癌飲食療法中，調整腸內環境至關重要。**法則2**也提到，腸內的壞菌一旦增加，就會提高包括大腸癌在內的致癌風險。只要能增加、維持體內的好菌，就能降低壞菌的傷害。因此攝取乳酸菌十分有效。腸內細菌的比例因人而異，一般來說，壞菌會隨年紀增加（參見81頁**圖15**）。為了防止壞菌隨年紀增加，要積極攝取乳酸菌。

乳酸菌不只能增加腸內的好菌，還能刺激位於迴腸的免疫器官「培氏斑塊」，具有增強免疫力的作用。從這個角度來看，抗癌飲食療法也絕不能少了乳酸菌。

優格是最輕鬆就能攝取到乳酸菌的供給來源。可以的話，請選擇用品質好一點的牛奶製成的優格，此處的品質是指從吃牧草、在戶外充分運動、沒有懷孕的牛身上擠的牛奶，每天攝取300至500克。如果買不到高品質的優格，也可以用豆漿優格代替。

圖15　腸內的壞菌很容易隨年紀增加

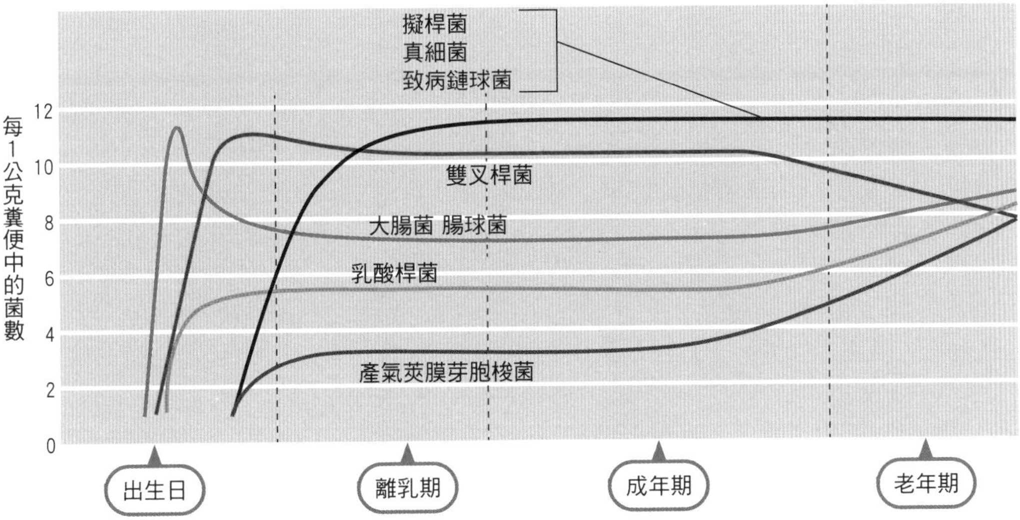

※根據東京大學・光岡知足榮譽教授的研究

▲產氣莢膜芽胞梭菌、大腸菌等壞菌會隨年齡增長，雙叉桿菌等益菌則隨年齡減少。

近年來有一種說法，乳癌、卵巢癌、攝護腺癌的患者最好不要吃乳製品。這當然跟牛奶的品質也有關係，總之這些癌症患者還是避開乳製品比較好，也可以改吃豆漿優格。

海藻　含有豐富的褐藻糖膠，能提升免疫力

海藻含有豐富的褐藻糖膠，褐藻糖膠是有助於提升免疫力的膳食纖維。

近畿大學醫學系發表了「結合褐藻糖膠與抗癌藥物具有延長罹癌老鼠壽命的效果」的動物實驗（83頁**圖16**）。

海藻也含有許多鉀、鈣、鐵、碘等礦物質及海藻酸等膳食纖維，對調整新陳代謝很有幫助。

因此，濟陽式抗癌飲食療法建議每天至少要攝取一種海藻，例如：海帶芽、昆布、羊栖菜、海苔等。

家裡如果有曬乾的海帶芽或曬乾的羊栖菜等等，只要泡水就能拿來用，非常方便。

菇類　β-聚葡萄醣有助於活化免疫力

以香菇為首的菇類含有豐富的β-聚葡萄醣，β-聚葡萄醣是能活化免疫力的物質。由小腸吸收的β-聚葡萄醣跟乳酸菌一樣具有刺激迴腸的培氏斑塊、促進淋巴球增生的作用。另外，香菇含有一種名叫香菇嘌呤的成分，有助於抑制同半胱胺酸的生成，同半胱胺酸是造成動脈硬化的物質。

圖16　褐藻糖膠結合抗癌藥物具有延長罹癌老鼠壽命的效果已獲得證實

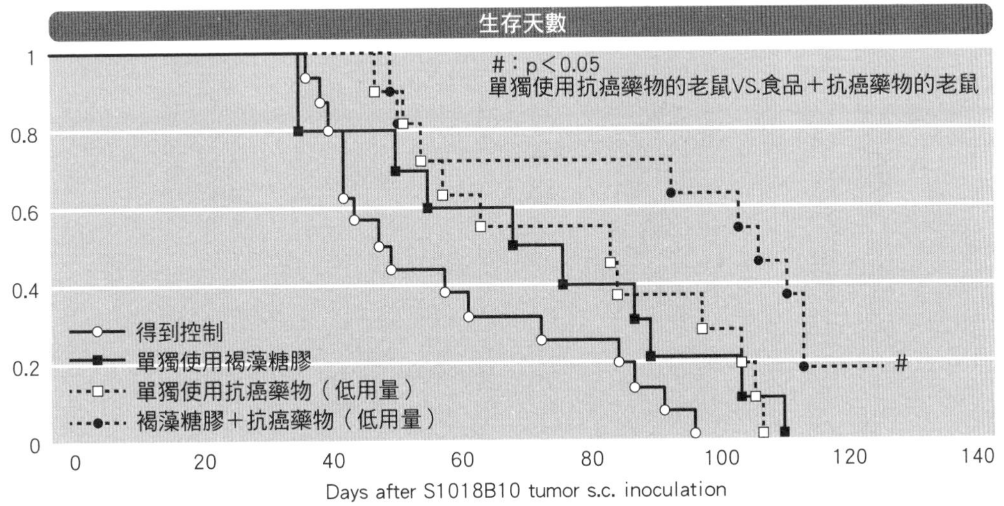

※根據近畿大學醫學系腫瘤免疫等研究所的研究

▲比較罹患癌症的老鼠分別使用褐藻糖膠和抗癌藥物、結合褐藻糖膠與抗癌藥物的延命效果。

每天至少要攝取一種菇類，例如：香菇、舞菇、杏鮑菇、鴻禧菇、木耳、滑菇等，家裡不妨隨時準備一些曬乾的香菇。

檸檬　增強體力的檸檬酸來源

如果想抑制癌症，就必須能順利地製造出細胞的熱量來源ATP。ATP可藉由「檸檬酸循環」這個存在體內的生化反應途徑獲得。檸檬含有豐富的「檸檬酸」，是檸檬酸循環時不可或缺的物質。

檸檬含有許多具有抗氧化作用的成分聖草次苷及維生素C。因此，檸檬也是抗癌聖品。濟陽式抗癌飲食療法建議每天都要吃兩個檸檬。可以將檸檬汁加到**法則3**提倡的蔬果汁中，或者是用水稀釋加蜂蜜喝，也可以淋在優格或各式各樣的餐點上食用。

蜂蜜　富含有助於增強免疫力的花粉

蜂蜜除了有各種維生素、礦物質和酵素，還含有能增強免疫力的花粉。因此濟陽式抗癌飲食療法建議每天攝取兩大匙高品質的蜂蜜（產地明確、值得信賴的廠商生產的蜂蜜）。

濟陽式抗癌飲食療法對砂糖的攝取並沒有嚴格的限制，但是砂糖會讓血糖值突然上升，可能會對身體帶來不良的影響，所以不建議食用。

雖然也依種類而異，但報告指出，蜂蜜比較不會讓血糖值突然飆高（以金合歡蜂蜜為例），主要成分為葡萄糖和果糖，還能讓代謝順暢，對身體比較沒有不良的影響。可以用蜂蜜代替砂糖加到飲料裡，或是用於做菜。

黑糖或蔗糖也不像白砂糖那麼容易讓血糖值上升。除了蜂蜜以外，如果想增加甜味的時候，可以少量使用。

啤酒酵母 能補充動物性蛋白質

啤酒酵母菌分成植物性與動物性，共有六百種以上。沒有動物性蛋白質的危害，又很接近動物性蛋白質，含有優質蛋白。

濟陽式抗癌飲食療法限制動物性蛋白質攝取，所以建議早晚各吃十顆啤酒酵母食品（愛表斯錠）。此外，在治療癌症及各種疑難雜症有亮眼成績的甲田療法也很推薦啤酒酵母。

法則5　食材攝取方式彙整（建議每日攝取）

☑ **乳酸菌**：300至500克的優格（豆漿優格）

☑ **海藻**：至少一種

☑ **菇類**：至少一種

☑ **檸檬**：2個

☑ **蜂蜜**：2大匙

☑ **啤酒酵母**：早晚各10顆

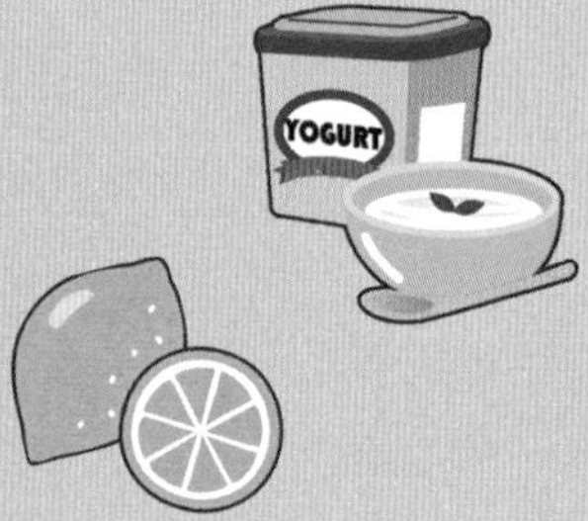

法則6　善用橄欖油、麻油、芥花油

使用含有大量不易氧化油酸的植物油

不只動物性脂肪，植物性脂肪也不要攝取太多。攝取太多脂肪會變胖，這不只會導致糖尿病等文明病，也會提高罹患癌症（尤其是大腸癌、乳癌等）的風險。因此建議平常改用橄欖油、麻油、芥花油來做菜。這些油含有大量的油酸，是比較不容易氧化的植物油，油酸則是比較穩定的脂肪酸。

植物油的主要脂肪酸大致可以區分成以下幾種：

①亞油酸等omega-6多元不飽和脂肪酸（大豆油、玉米油、棉籽油等有很多亞油酸）

②次亞麻油酸等omega-3多元不飽和脂肪酸（紫蘇油、荏胡麻油、亞麻仁油等有很多次亞麻油酸）

③油酸等omega-9單元不飽和脂肪酸（橄欖油、麻油、芥花油等有很多油酸）

最好能均衡地攝取這三種油，現代人的飲食習慣很容易攝取太多大豆油、玉米油、棉籽油，這也是增加罹患包括癌症等文明病風險的因素之一。為了能均衡攝取脂肪酸，這些富含油酸的油也很有幫助。如果不加熱直接生吃，紫蘇油、胡麻油、亞麻仁油也不錯。另外，由植物油凝固而成的人造奶油或起酥油含有對身體有害的反式脂肪，會增加致癌的風險，所以請不要吃。

表3　脂肪酸的種類與特徵

飽和脂肪酸

可以的話最好不要攝取

◎ 很容易氧化，會促進動脈硬化，增加致癌的風險
◎ 可以的話最好不要攝取

【硬脂酸、軟脂酸、肉豆蔻酸、月桂酸】
● 牛或豬的肥肉
● 奶油、牛奶、棕櫚油、椰子油

不飽和脂肪酸

多元不飽和脂肪酸

可以適度攝取

omega-6脂肪酸
◎ 適當攝取能降低膽固醇
◎ 攝取太多對身體有害

【亞油酸】
● 紅花籽油（紅花油）、大豆油、麻油

【γ 次亞麻油酸】
● 食品中很少，可在母乳、月見草油中攝取

【花生四烯酸】
● 體內合成。可攝取肉、魚、蛋。攝取太多會加速動脈硬化

攝取新鮮的

omega-3脂肪酸
◎ 預防動脈硬化、抑制癌症、預防失智症等等
◎ 很容易氧化，所以要攝取新鮮的食材

【α 次亞麻油酸】
● 攝取自紫蘇油、荏胡麻油、亞麻仁油。很容易氧化，所以盡量不要加熱。保存在陰涼處

【EPA、DHA】
● 富含於脂肪豐富的青背魚身上。不妨適量攝取新鮮魚肉

單元不飽和脂肪酸

可以適度攝取

◎ 減少LDL低密度脂蛋白、增加HDL低密度脂蛋白
◎ 讓LDL低密度脂蛋白比較不容易氧化
◎ 不容易氧化，所以很適合用來做菜

【油酸】
● 橄欖油、杏仁油、芥花油、葵花油都含有很多油酸

油的使用要控制在少量

用來加熱做菜的油即使是橄欖油、麻油、芥花油，也要少量使用，而且不要攝取太多油炸食物。

可以改用紫蘇油、荏胡麻油、亞麻仁油製作生吃的沙拉醬。這種植物油加熱後非常容易氧化，所以請務必生食。

不管是哪種油，都不要使用過期的油。氧化的油含有會損傷細胞、提高致癌風險的過氧化脂質。所以每次盡量不要買太多油，要保存在陰涼處，以防止氧化。

6大法則之外還要注意的地方

除了6大法則以外，還有以下需要注意的地方。

● 喝天然水

平常使用的水，特別是飲用水，請不要喝自來水，改喝天然水。

自來水為了保證安全（防止雜菌等繁殖），會添加氯化物。這對於健康的人或許沒問題，但氯化物是造成活性氧在體內增生的原因之一，因此最好別讓氯化物進入需要保重的癌症病人體內。可以的話請不要喝自來水，改喝天然水。建議可以喝保特瓶裝的礦泉水。如果有困難，可以安裝具有除氯功能的淨水器，飲用過濾的水。

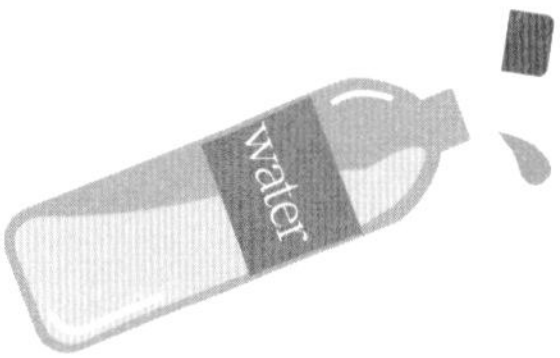

● 戒菸

一定要戒菸。香菸可以說是致癌物的代名詞，不可能又要抽菸又要抗癌。

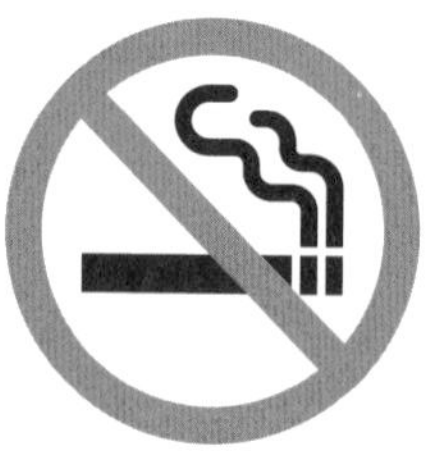

● 戒酒一段時間

雖然依症狀而異，但至少要戒酒半年至一年。因為酒精會提升致癌物質的吸收。如果檢查報告指出體內還有癌細胞期間一定要戒酒。如果過程很順利，可以視狀況慢慢開始享受晚酌的樂趣（參照第3章）。

圖17　比較抽菸者與不抽菸者的致癌風險

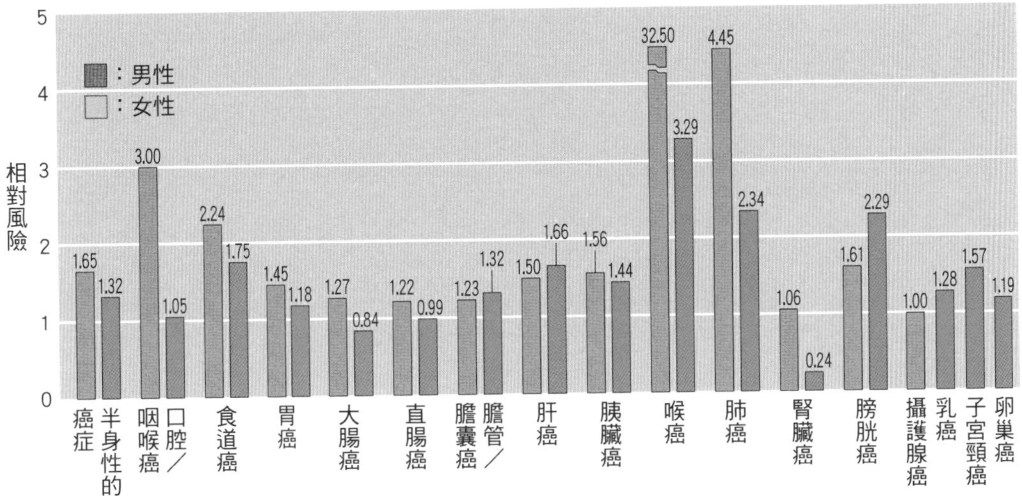

＊資料來源 Life-style and mortality, Hirayama,1990 年

▲假設不抽菸的人風險為1，抽菸者的致癌風險。幾乎都會提高所有癌症的風險。尤其是喉癌、口腔／咽喉癌、肺癌、食道癌等特別高。

圖18　喝酒、抽菸與食道癌的危險係數

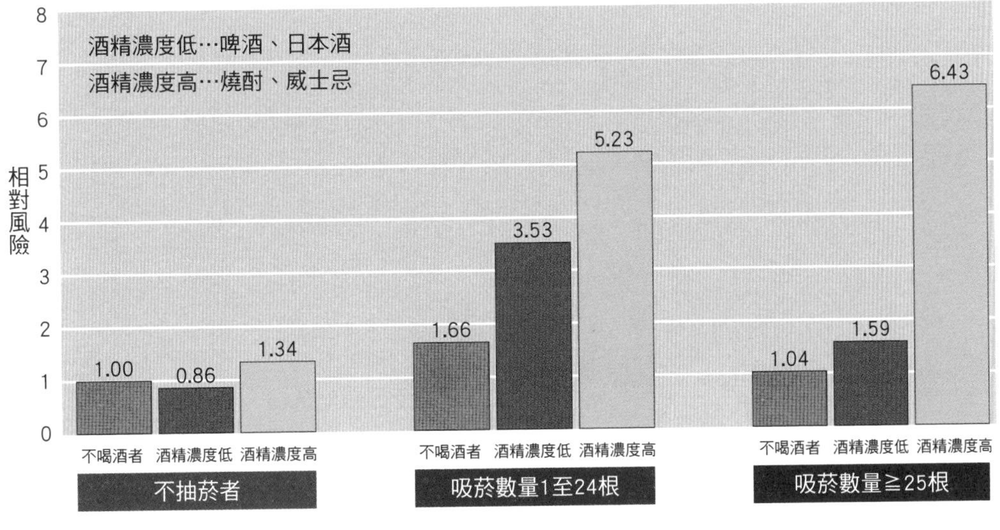

＊資料來源 Life-style and mortality, Hirayama,1990 年

▲一旦同時抽菸又喝酒，致癌物質的吸收率與酒精濃度成正比，所以更危險。尤其是食道癌，同時抽菸又喝酒的話，危險度將高達6倍以上。

明知為了戰勝癌症需要飲食療法，
但只要稍有好轉，或者是持續太長時間，就會不由自主鬆懈下來。
這個章節將依照預防、治療、或是避免復發的不同階段，
為各位介紹採取飲食療法的重點，請務必善加利用，好讓飲食療法成功。

第3章

不同階段的飲食療法

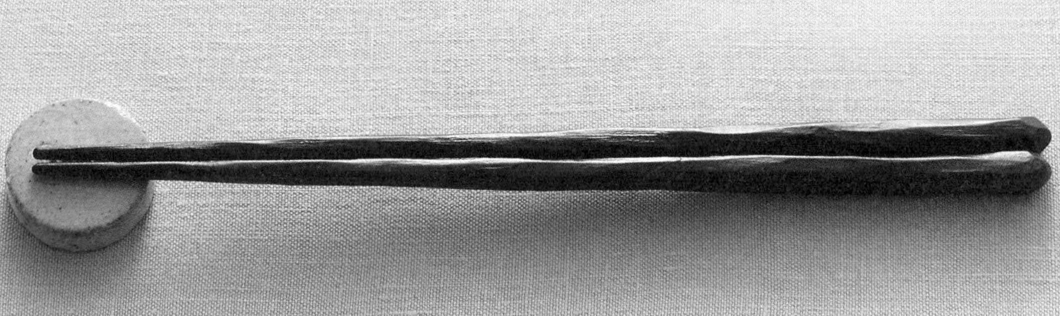

癌症各階段的飲食療法重點

飲食療法依階段而異的用意

濟陽式飲食療法原則上可以推薦給所有癌症病人。如果想利用此法來預防癌症或避免復發，思考邏輯都一樣。也就是說，低鹽及控制牛、豬肉的攝取，飲用大量蔬果汁，對預防和治療癌症很有效。

然而，依目的不同，要預防、治療，或是避免復發，實際上「鹽分或肉類要嚴格限制到什麼地步？」「要喝多少蔬果汁？」當然也不一樣。要把飲食療法放在癌症治療的何種定位，也依病情的輕重程度，或患者的所處狀況而異。

本章將依癌症的階段，此處是依病情嚴重程度所做的區分，提出飲食療法的建議。癌症的進行階段在醫學上分得很細，這裡只抓最粗略的階段，分成以下的項目，具體說明執行飲食療法的重點。

【階段區分】

①預防癌症期

②發現癌症時

③手術前（已經決定好手術日的等待期間）
④術後的恢復期
⑤使用抗癌藥物時
⑥之後的維持期
⑦避免復發

預防癌症期

平日的努力能有效地預防癌症

絕大部分的人都是因為自己或身邊的人得了癌症，才開始對「抗癌飲食療法」感興趣。但是不用說也知道，如果可以在得到癌症前，就採取不容易致癌的飲食豈不是更完美。

根據美國國立癌症研究所（ＮＣＩ）的調查，癌症的原因有三成皆因飲食而起。抽菸占三成，再加上運動等原因，靠自己努力就能控制的原因占了約七成。

97頁為各位介紹ＮＣＩ在一九九〇年代製作的「計畫性食品金字塔」。這是依照對抑制癌症的有效程

圖1　癌症發病的原因

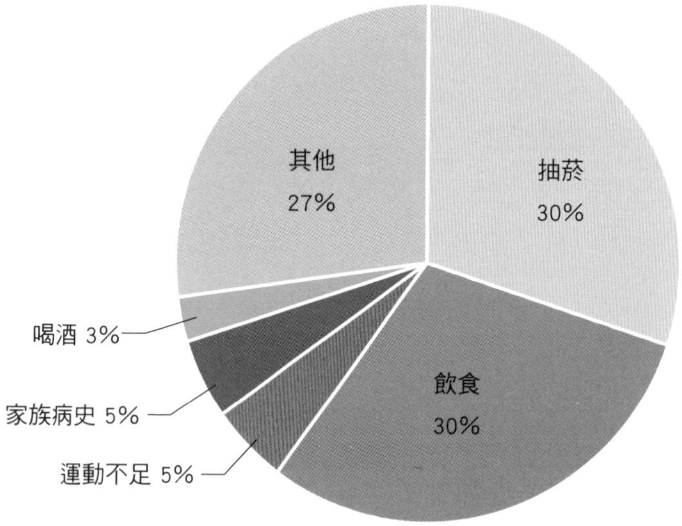

出處：美國國立癌症研究所（NCI）

◆以疾病學調查癌症發病原因的研究結果。飲食占三成，抽菸也占三成，其次是運動不足等原因。包括飲食在內，靠自己的努力就能迴避的原因占了約七成。

圖2　有助於預防癌症的計畫性食品金字塔

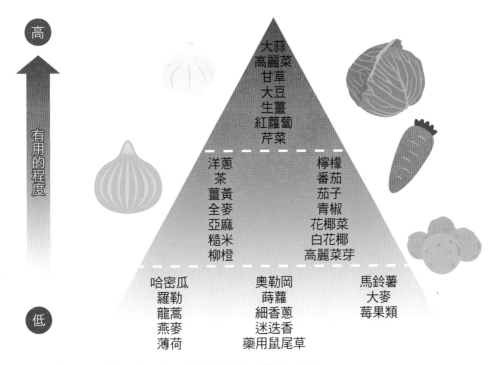

出處：根據美國國立癌症研究所（NCI）「計畫性食品金字塔」製作

▲金字塔愈上層的食物有愈多具有抗癌效果的營養成分，但也不要只吃某一些食物，重點在於均衡地攝取。

度，將主要的蔬菜及水果排成金字塔，愈上層的蔬菜、水果的抗癌效果愈高。

飲食與抽菸並列為最主要的致癌原因，只要從平常有意識地養成遠離癌症的飲食習慣，日積月累下來應該會有很大的預防功效。

養成每天喝蔬果汁的習慣

首先請養成喝蔬果汁的習慣。如果目的是為了預防癌症，每天以一至兩杯（200至400毫升）即可。最好是新鮮現榨的蔬果汁，如果有困難，改喝市售的百分之百純蔬果汁也有預防的效果。善用車站及超級市場供應新鮮蔬果汁的果汁店也是一種方法。除此之外，每天也要攝取350克左右的各種蔬菜（厚生勞動省的建議量）。

如前章所述，偏重於四足步行動物的飲食習慣將提升致癌風險。不要連兩天吃牛肉或豬肉是遠離風險最簡單的方法。至少要隔一天，也就是每週只能吃三至四次，其他時間改吃雞肉或海鮮。請在可能的範圍內多攝取**法則4**中提到的食品。

鹽分要控制在一天5克以下

每天的鹽分攝取量請以5克以下為目標。根據厚生勞動省規定日本人的飲食攝取標準（二〇二〇年版），成年男性為7.5克以下、成年女性為6.5克以下。相對於此，包括癌症在內，為了預防文明病要設定得嚴格一點，建議以一天5克以下為目標。

WHO（國際衛生組織）也建議鹽分要控制在5克以下，從國際標準來看，5克以下並不是什麼太嚴格的目標。話說回來，日本人的鹽分攝取量雖然已經減少很多了，現為男性平均11克、女性平均9.3克（二〇一八年的國民健康、營養調查），但還是比其他國家多。因此如果是採取一般鹽分攝取方式的人，最好一口氣把高鹽分的食品或調味料，減少到目前的一半。一小匙食鹽的鹽分約6克，一小匙醬油的鹽分約1克，因此如同前一章所述，請務必多花一點工夫降低鹽分。

發現癌症時

即使尚未準備就緒也要先開始

一旦診斷出癌症，請盡早開始採取飲食療法。原則上，抗癌飲食療法一定要在醫生指導下進行。根據腫瘤標記或造影的結果，科學上對於其效果有重要的評價。只要在容許範圍內建立自己的執行方法，還是有助於改善體質。

正式開始採取飲食療法前，必須做好各式各樣的準備。如果沒有果汁機就買一台，也得購買用來打蔬果汁的蔬菜、水果。低鹽及肉食的限制也得花一點時間才能掌握住步調。不需要著急，慢慢來就好了，請從自己辦得到的範圍內開始。如果沒有果汁機，可以先喝市面上百分之百的純蔬果汁，或是用柑橘類的榨汁機代替，也可以用手動的機器來打蔬果汁。

不少患者來本院看診以前，就先參考過拙作，用自己的方法執行飲食療法。這麼一來，只要實行二至三個月，通常就能看到身體明顯變好的效果。請從剛得知診斷結果的時期就開始嘗試飲食療法，為正式的飲食療法暖身。

手術前（已經決定好手術日的等待期間）

利用蔬果汁保持免疫力

為了順利開刀，保持免疫力（抑制病原體或癌細胞的能力）至關重要。如同前章所述，蔬果汁裡含有的酵素及多酚、維生素和礦物質，或者是海藻及菇類、胚芽成分、豆類中所含的各種機能性成分，都能發揮提升免疫力的效果。

決定住院及手術後，很容易手忙腳亂、心浮氣躁，很多人會認為「等出院後稍微安定下來再開始進行飲食療法」。當然，等出院後再開始專心從事飲食療法也可以，但是在手術前先實踐可以辦到的部分，反而能保持免疫力。

但如果是消化器官的癌症，或是因為各種原因導致消化力變差，請千萬不要勉強，要在不會對消化器官及身體造成負擔的範圍內進行。

術後的恢復期

不要偷懶，配合恢復狀況慢慢實踐

儘管近幾年來，不會對身體造成負擔的手術方式愈來愈普及，動手術仍會對身體造成傷害。手術後請以讓身體恢復健康為首要考量，充分休息。不需要急著開始進行飲食療法。

然而，也不要因為「已經動手術切除癌細胞」就放鬆警覺，開始吃肉或喝酒。

二十年前，我還沒開始指導飲食療法以前，也會對剛開完刀的病人說：「恭喜你努力戰勝癌症。因為癌細胞已經切除，可以吃自己想吃的東西了。」

自從我明白飲食療法的重要性後，即使患者已經完成根治手術（把可以確認到的癌細胞全部切除乾淨的手術），我也不會告訴對方「想吃什麼就吃什麼」。取而代之的是告訴對方：「可視範圍內的癌細胞已經全部切除乾淨，接下來才要開始進行正式的治療，請透過飲食療法消除肉眼看不到的癌細胞。」

從事飲食療法時切勿勉強或焦慮，但也不能掉以輕心。像是拉肚子或基於體質虛寒的理由無法喝蔬果汁時，不妨先用蔬菜湯代替，等身體恢復到一定的程度。也可以參考162頁為各位介紹的各種湯的做法。請配合身體恢復的狀況，慢慢地實踐飲食療法。

使用抗癌藥物時

提高抗癌藥物的效果，減少副作用

在進行抗癌藥物治療等必要的醫學性治療時，並配合濟陽式抗癌飲食療法有其重大的用意。抗癌藥物（化學療法）是打擊癌細胞的藥，例如對抗細菌的抗生素，具有攻擊特定目標的效果。細菌與人類的細胞在構造上天差地別，因此能有效地鎖定目標，進行攻擊。但癌細胞與正常的細胞僅有毫釐之差，因此抗癌藥物也會對正常細胞造成傷害。

由此可見，抗癌藥物是一把「雙面刃」。但只要再加上飲食療法，就能調整體內代謝，增強免疫力。還能幫助包括免疫細胞在內的正常細胞，提升抗癌藥物的效果，減少副作用。

各種副作用的飲食療法重點

綜上所述，正因為接受抗癌藥物治療，才更需要徹底地執行飲食療法，依副作用的種類而異，執行飲食療法的時候尤其需要注意以下的重點。

骨髓抑制（免疫力降低）

抗癌藥物的副作用中，最值得注意的是骨髓抑制。顧名思義，骨髓抑制是指抑制骨骼中的骨髓功能。淋巴球等白血球（免疫細胞）由骨髓製成。大部分的抗癌藥物及放射線療法都具有抑制骨髓功能的作用，可以說是一把雙面刃。

只要超過以下的數值，就能在保持免疫力的前提下進行抗癌藥物治療。

- **白血球＝1 mm^3 的血液中有3000至4000個以上**
- **淋巴球＝1 mm^3 的血液中有1000個以上**

只要經由血液檢查得到白血球與淋巴球的數值低於這個標準，就得重新審視抗癌藥物的量與施打次數。在這種情況下，不妨在可能範圍內增加蔬果汁的飲用量，即使份量相同，也能增加飲用的次數。

除了蔬果汁以外，積極地攝取含有硫黃、味道比較強烈的蔬菜，例如蔥、韭菜、大蒜、洋蔥等。這些蔬菜的味道來自於蒜素，已知蒜素具有增強免疫力的作用。

倘若淋巴球的數值過低，飲食療法可能比較顯現不出來。雖然也依不同條件而異，當淋巴球降至700個以下（以1 mm^3的血液為判斷標準），飲食療法具有比較不容易見效的趨勢。可以的話，從淋巴球高達1300個以上的時期，開始進行飲食療法比較容易看到效果。

消化器官症狀

噁心、嘔吐是大部分抗癌藥物都會出現的副作用，只要持續飲用濟陽式飲食療法推薦的蔬果汁，應該能減輕噁心或嘔吐的症狀。噁心想吐的時候，請盡可能改成少量、多次飲用。

近年來也研發出有效的止吐藥物，通常可以控制住抗癌藥物的噁心感。然而，止吐藥物有個很麻煩的地方，那就是很容易便秘，也可以藉由認真喝蔬果汁解決便秘的困擾。

另一方面，也有人因為服用抗癌藥物而一直拉肚子。像這種時候，不妨暫時將蔬菜汁換成蔬菜湯，等到不再拉肚子以後，再恢復成喝蔬果汁。

圖3　白血球、淋巴球與飲食療法

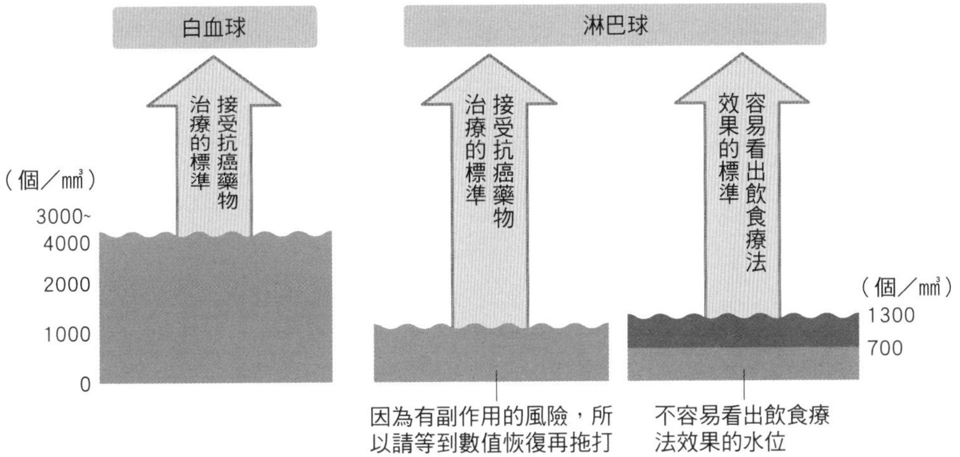

▲判斷標準為白血球3000至4000（個／mm^3，以下略）、淋巴球1000個以上，就能在保持免疫功能的情況下進行抗癌藥物的治療。這時若情況允許，希望也能一併採取飲食療法。如果淋巴球多達1300個以上，就很容易看出飲食療法的效果。700個以下通常不容易見效。然而這也依條件而異（頂多只能當成判斷標準，各種不同的條件都會造成差異）。

神經症狀

手腳指尖發生麻痺等神經症狀也是常見的抗癌藥物副作用。濟陽式飲食療法建議攝取穀物的胚芽部分，因為穀物的胚芽部分含有維生素B群，尤其是維生素B_1具有減輕神經症狀的作用。

另外，豆類或豆製品也含有很多的維生素B群。一旦出現神經症狀，不妨增加這些食品的攝取量。標準的攝取方式為每天攝取一次未精製的穀類及豆類、豆製品等，可以的話請增加到一天兩至三次。

口腔炎

發生口腔炎之類的副作用時，頻繁飲用蔬果汁有助於改善。打蔬果汁的時候，請避開柑橘類等容易引起口腔炎的食材。此外，蜂蜜具有保護黏膜的作用，因此建議多多攝取。

色素沉澱

接受抗癌藥物的治療過程中，皮膚可能會變黑。雖然不是攸關性命的副作用，但是因為很明顯，所以還是有人會在意。

攝取維生素C能有效改善色素沉澱的問題。濟陽式飲食療法建議每天攝取兩個檸檬，但是如果很在意色素沉澱的問題，請增加到三個檸檬，或是去藥房購買維生素C來吃。

另外，在接受抗癌藥物的治療過程中也很容易皮膚過敏，因此請善用防曬品或陽傘、帽子來防曬，避免曬到太陽也很重要。

之後的維持期

腳踏實地地將飲食療法進行到底

如前所述，飲食療法的最初半年至一年是勝負關鍵，其中又以最初的一百天最為重要。手術後，一旦體力恢復，就請靜下心來進行飲食療法。即使結束了抗癌藥物的治療，也不能就此鬆懈，要將飲食療法進行到底。

這段時期如同前一章所述，持續了三個月、半年後，口味也會隨之改變。起初覺得不好吃的食物，應該也有人會覺得「吃得出食材的味道，很好吃」。請以挖掘樂趣的感覺堅持下去。

避免復發期

可以慢慢地放寬限制，基本上要持之以恆

早一點的話大約半年後，檢查結果就能有所改善。儘管如此，只要造影檢查還能看到癌細胞，就要繼續實行飲食療法。等到造影檢查再也看不到癌細胞，腫瘤標記也恢復正常，就可以慢慢地放鬆限制，但是為了小心駛得萬年船，恢復正常後也請繼續實行同樣的飲食療法幾個月，至少三個月。

倘若之後的恢復過程也很順利，可以慢慢地減少蔬果汁的攝取，減少到每天400至600毫升左右。並慢慢放寬對鹽分的限制，但還是要維持在一天5克以下。

此時可以吃牛肉、豬肉或羊肉、鮪魚、鰹魚，請從一個月一次左右緩慢解禁，但是要維持在每週一次左右。也可以喝酒，建議從每個月一次左右的晚酌，慢慢增加到每週一次左右。總而言之，雖然可以放寬限制，基本上還是要堅持下去。

三大療法與飲食療法的關係

依癌症期別而異

從嚴格的角度來看，癌症的病期（階段）一般分成五期（第〇期到第四期）。各階段的定義及區分依癌症的種類而異，以占癌症絕大部分的上皮癌為例，主要分成以下五期。

- 〇期＝癌細胞還停留在黏膜內。
- 一期＝癌細胞蔓延到黏膜底下的肌肉外層，但是還只停留在那個臟器或器官，尚未轉移到周圍淋巴結的狀態。
- 二期＝轉移到淋巴結，但是還停留在附近的淋巴結。
- 三期＝癌細胞已經擴散到相鄰的臟器，或是已經轉移到遠處淋巴結的狀態。
- 四期＝癌細胞浸潤（擴散到正常組織）到更深處，轉移到不相鄰臟器的狀態。

一般而言，第〇至一期稱為「早期癌」，二至四期稱為「進行癌」，四期稱為「晚期癌」或「末期癌」（有的晚期癌症也將還在進行的狀態稱為癌症末期）。第四期與「遠端轉移癌症」幾乎是相同的意思。

除此之外，還有癌症一度結束治療，後來又在同一個部位復發的「復發癌」。以下將配合癌症期別，為各位介紹三大療法與飲食療法的關係。

早期癌

以三大療法為主，結合飲食療法

以絕大部分的情況來說，早期發現的癌症，透過三大療法都有極高的機會可以治好。因此如果是早期癌，不妨以三大療法為主，結合飲食療法治療。

這句話並不是意味著可以忽略飲食療法。只要在進行適當的醫學治療同時也從事飲食療法，就能提高治療的效果，減少將來復發的可能性。也可以把早期發現癌症視為改變飲食、改善癌症體質的機會。請務必適當地接受三大療法，一面從事飲食療法。

進行癌

利用飲食療法提高治療效果、減輕副作用

一旦診斷出「進行癌」，最好趁早開始飲食療法。此舉能減緩癌細胞的蔓延，提高治療效果。即使是早期癌，當然也是愈早開始從事飲食療法愈好，可以先把重點放在三大療法上。但如果是進行癌，放在飲食療法的比重將比早期癌高。

雖說要提高飲食療法的比重，也一定要好好地接受醫學上的檢查、治療。可以動手術就動手術，加上適當的抗癌藥物或放射線療法等等，再結合飲食療法，三箭齊發更能提高效果。另外，還能如前所述，減少各自的副作用。

如果跳過飲食療法直接動手術，等術後一旦能恢復正常飲食，也要立刻開始飲食療法。即使動完手術也不能鬆懈，因為接下來才是真正的開始治療。

復發、轉移的癌症

飲食療法具有重大的意義

這種癌症基本上已經不能動手術根治了，不只透過造影檢查等可以看到的癌細胞，必須體認到癌細胞已經擴散至體內各個角落。正因為如此，在提升免疫力之餘，能對全身產生作用的飲食療法具有重大的意義。當然，動手術切除所有可以切掉的癌細胞，進行所有可以進行的醫學上治療，同時從事徹底的飲食療法也很重要。

最近有愈來愈多對身體的負擔降到最低的手術方法與新型態的抗癌藥物。不妨善用這些治療方法，定期接受健康檢查，同時耐心地從事飲食療法。

對抗癌症的重點在於生活上的用心

如前所述，為了防止癌症繼續惡化、促進改善，適當地接受醫學上的治療之餘，同時進行飲食療法比什麼都重要。另一方面，只要對以下幾點生活上的注意事項多加留意，還能得到更好的治療效果。以下就為各位列出這些注意事項。

盡可能一天睡9小時以上

睡眠很重要，因為能保持免疫力（抑制病原體或癌細胞的能力）。我都建議癌症病人每天要睡9小時以上。就算無法攝取到充足的睡眠，也要躺下來休息。直立身體或上半身的時間，一天不要超過13小時。

支撐生理活動的自律神經，分成白天活動時活動力比較強的交感神經，與夜晚睡眠時活動力比較強的副交感神經。白血球也分成很多種，白天活動會製造出比較多的顆粒球，夜晚睡眠時會製造出比較多的淋巴球。平衡一旦受到破壞，導致顆粒球變得太多，就很容易產生癌細胞或加速動脈硬化，反之，如果淋巴球太多，過敏的症狀就很容易惡化。

此外，夜晚會分泌很多促進睡眠的褪黑激素，已知這種荷爾蒙具有抑制癌症的效果。如果想製造出足夠的褪黑激素，重點在於白天要在陽光下活動，夜晚則在要關燈的房間裡好好地熟睡。

每天走5000步左右，從事體力所能及的運動

肥胖很容易導致大腸癌、乳癌、子宮頸癌等癌症，透過濟陽式抗癌飲食療法可以攝取到很多蔬菜及海藻，因此通常都能減肥，如果再加上適當的運動，更能健康地管理體重。只不過，激烈的運動會促進活性氧產生，所以請依自己的步調，從事適度的運動。我建議癌症病人每天走5000步左右（除非主治醫生禁止運動）。

洗澡時徹底地讓體溫上升，提升免疫及解毒力

洗澡時徹底地讓體溫上升也能促進血液循環，增強免疫力。只要沒有心肺上的問題，請好好地浸泡在浴缸裡，讓體溫上升。因為人體內大部分掌管消化及代謝的酵素在37度上下的溫度最有活力，洗澡時讓身體徹底從骨子裡暖起來，也能促進酵素的作用。另外，脖子以下浸泡在熱水裡，還能促進位於脖子的扁桃腺等免疫器官的血液循環，有助於提升代謝（心臟病及高血壓的患者請根據主治醫師的指示入浴）。

多笑並保持樂觀的心情

多笑並保持樂觀的心情有助於增強免疫力。癌症患者或許很難保持樂觀的心情，但是在能力所及的範圍內盡量讓心情稍微放鬆，不要放棄希望，積極生活在面對癌症時也很重要。

專欄 column

要小心會提高致癌風險的食品添加物

說到食品添加物，其實種類繁多，族繁不及備載，尤其是由化學合成的防腐劑、各種色素等等，都需要特別注意。一般添加物都經過動物實驗，在確認過安全性的範圍內使用，但長期習慣性攝取的話，會累積在體內，感為提高包括癌症在內等各種疾病風險的原因之一。

買東西的時候，請參考下頁圖表，檢查包裝上的標示，養成選購盡可能不含這些食品添加物的商品。

高危險的食品添加物	隱藏在哪些加工食品裡
亞硝酸鈉 亞硝酸Na	鮭魚卵、鱈魚卵、明太子、火腿、培根、鑫鑫腸、香腸、臘腸、牛肉乾、熱狗、便利商店賣的便當、火車便當等
亞硫酸鈉 亞硫酸Na	便利商店賣的便當、火車便當、螃蟹罐頭、葡萄酒等
漂白劑 次亞硫酸鈉〔次亞硫酸Na〕、過氧化氫	冷凍蝦仁、甘納豆（用的不是顏色較深的納豆）、鯡魚卵、切好的蔬菜、裝進袋子裡的沙拉等等
焦油色素 紅色102號、黃色4號、藍色1號等等	鮭魚卵、鱈魚卵、明太子、鑫鑫腸、香腸、梅乾、魚板、青豆罐頭、水果罐頭、醬菜、果凍等
己二烯酸	便利商店賣的便當、火車便當、熟食、甜麵包、火腿、培根、竹輪、魚板、甜不辣、熱狗、魷魚絲、魚漿製品、醬菜等
安息香酸鈉 安息香酸Na	營養補充品、碳酸飲料等
防腐劑 鄰苯基苯酚〔OPP〕、鄰苯基苯酚鈉〔OPP-Na〕、腐絕〔TBZ〕、依滅列、聯苯	柳橙、檸檬、葡萄柚等（非國產水果）
蔗糖素	胺基酸飲料、碳酸飲料等
阿斯巴甜 **（天門冬醯苯丙胺酸）**	胺基酸飲料、可樂、口香糖、糖果、減肥的代糖等
鹿角菜膠	豆漿等
溴酸鉀 溴酸K	土司等

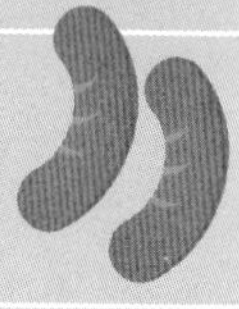
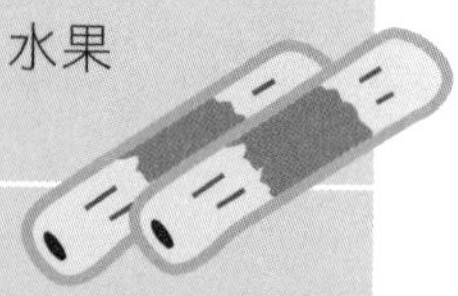
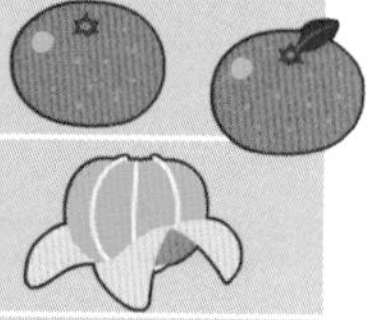
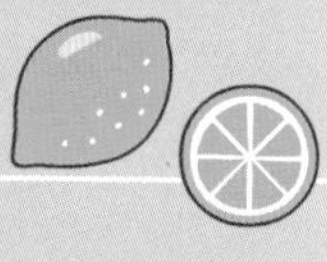
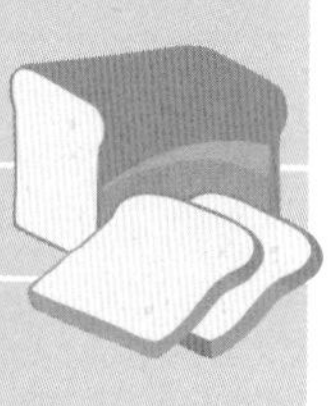

消除癌細胞的最強菜單

實踐食譜

食譜設計師
松尾美由紀
營養管理師
料理研究家＊

接下來將以「蔬果汁」「主菜」「配菜」「湯品」的順序，為各位介紹實踐濟陽式飲食療法時的注意事項。以下皆為控制鹽分的方式，將食材原本的美味發揮到淋漓盡致，又能得到充分的飽足感。

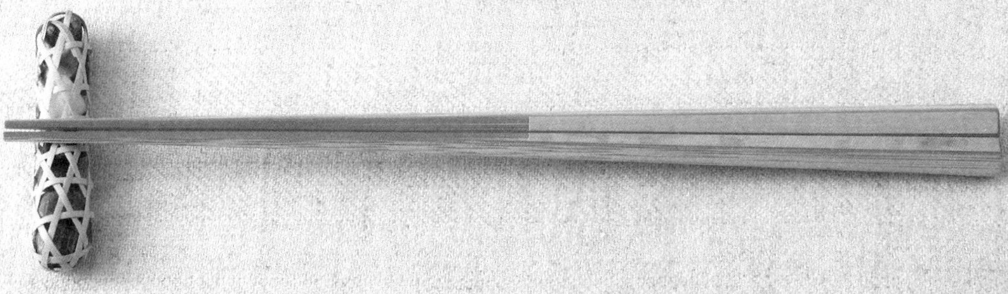

設計消除癌細胞的最強菜單、食譜的重點

主食

每天都要有一餐吃用未精製的穀物做的主食，例如糙米、胚芽米、留下一些麩皮的米、全麥麵包、義大利麵等等。也推薦用小米、稗粟、黍稷、大麥等雜糧與白米一起煮的雜糧飯。

主菜、配菜、湯品

以蔬菜、菇類、海藻、根莖類、豆和豆製品等食材為主，攝取蛋白質中七至八成左右的白肉魚、青背魚、貝類及蝦、蟹、花枝、章魚等海鮮，每天吃一至兩顆品質好的蛋。

暫時不要吃牛肉、豬肉、羊肉、馬肉等紅肉，火腿或鑫鑫腸等肉類加工食品，鮪魚、鰹魚、鱈魚卵或鮭魚卵等鹽漬產品，竹輪或魚板等魚漿製品。

僅使用少量的低鈉鹽、低鹽醬油、低鹽味噌來調味。只要能巧妙地應用酸味或香辛料、香味蔬菜等，即使低鹽也能做得很美味。

本書的第5章為各位介紹主菜、第6章介紹配菜、第7章介紹湯品。**請各選一道菜組合成當天的菜單**

蔬果汁

每天一共要喝1.5至2公升用新鮮蔬菜、水果打的蔬果汁。可以的話請分成幾次來喝，至少分成二至三次。

接下來第4章將為各位介紹各種不同的蔬果汁。請選擇自己喜歡或容易取得的蔬菜或水果，為蔬果汁製造變化，以免喝膩。

優格

每天攝取300至500克高優質的優格或豆漿優格（乳癌、卵巢癌、攝護腺癌的患者請改吃豆漿優格）。不妨多花一點心思，像是加入水果、淋上蜂蜜，以免吃膩。

菜單的搭配範例

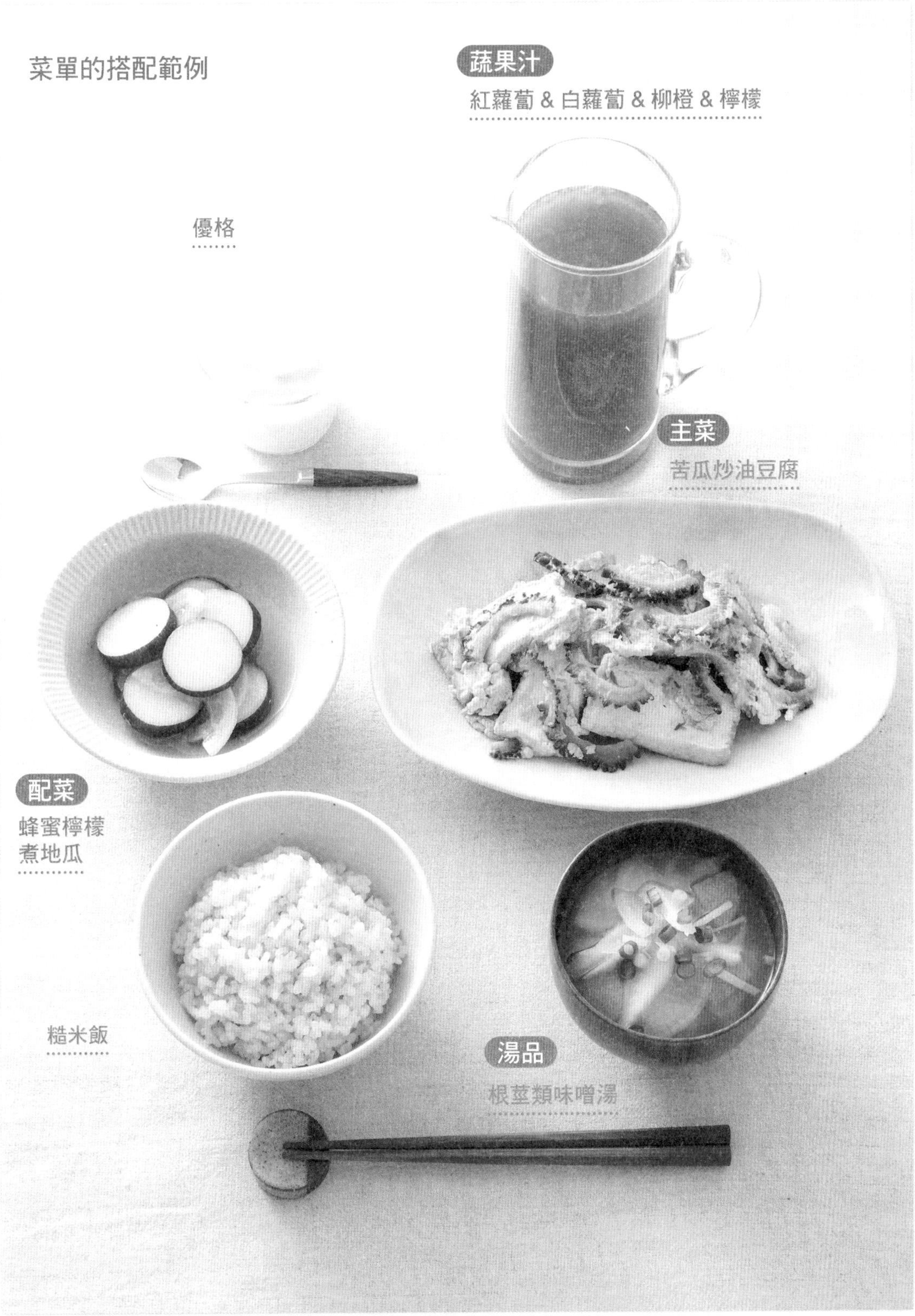
蔬果汁
紅蘿蔔 & 白蘿蔔 & 柳橙 & 檸檬
優格
主菜
苦瓜炒油豆腐
配菜
蜂蜜檸檬
煮地瓜
糙米飯
湯品
根莖類味噌湯

濟陽式抗癌飲食療法規定每天至少要喝1.5至2公升用新鮮蔬菜、水果打的蔬果汁。在這一章裡，將為各位介紹14種蔬果汁的作法。可以的話請分成數次飲用，至少也要分成二至三次。

＊ 1人份的蔬果汁為450至550毫升。
＊ 依照不同的機種，果汁機的操作方法及打出來的果汁量可能不太一樣。請遵照各產品的說明書來製作。
＊ 材料的份量如果以「克」標示，表示削皮或去籽之後的淨重。

第4章

消除癌細胞的最強菜單

蔬果汁

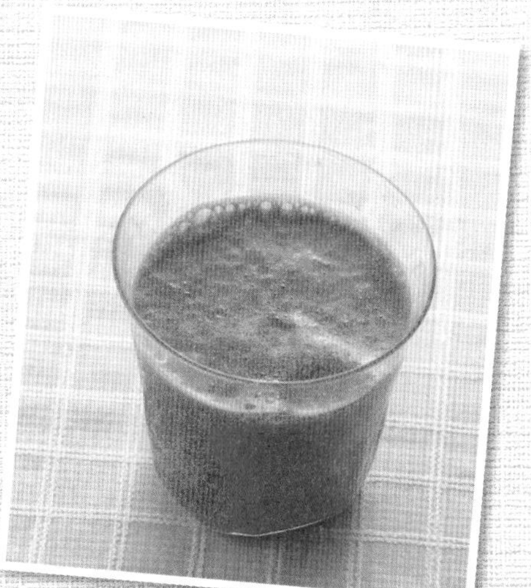

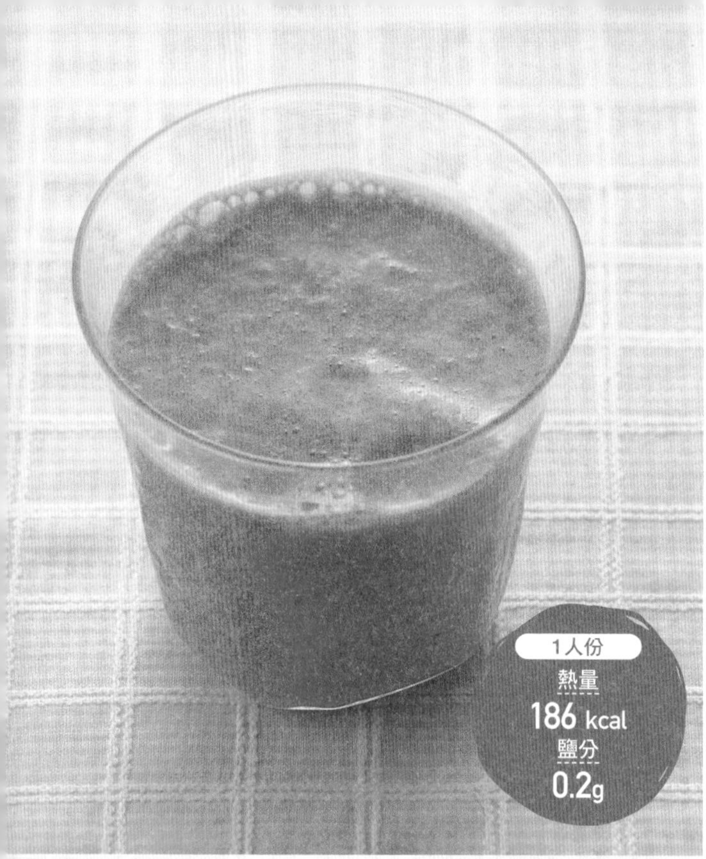
1人份
熱量
186 kcal
鹽分
0.2g

口感十分滑順

紅蘿蔔＆白蘿蔔＆柳橙&檸檬

材料（2人份）
白蘿蔔……6公分
柳橙……3個
檸檬……1個
蜂蜜……1小匙

做法

1 紅蘿蔔和白蘿蔔切成長條狀。柳橙和檸檬削去外側的皮，切成月牙形。

2 把1丟進果汁機打碎，加入蜂蜜攪拌均勻。

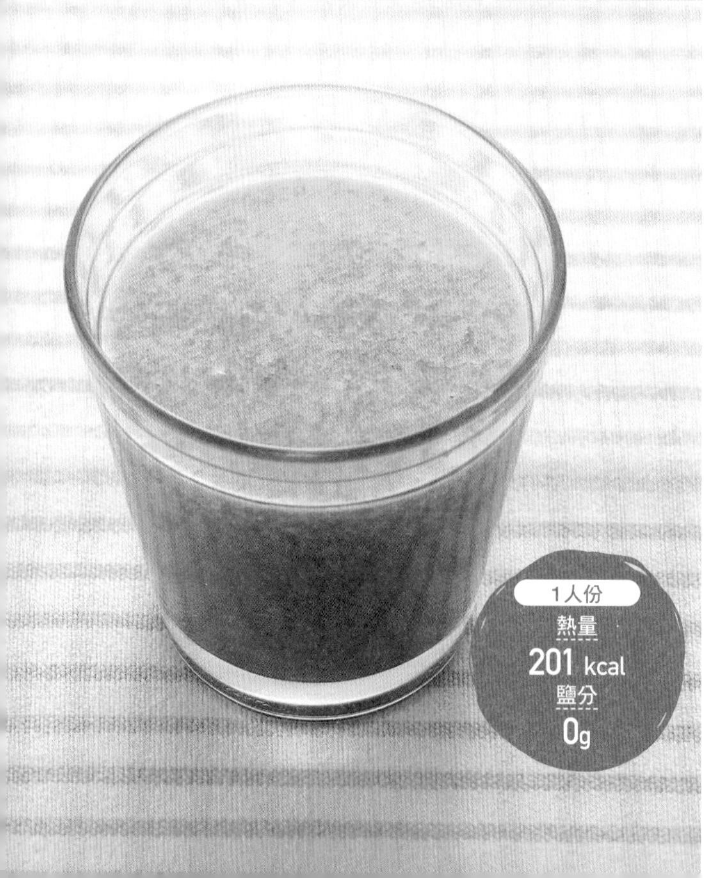
1人份
熱量
201 kcal
鹽分
0g

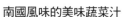

南國風味的美味蔬菜汁

小松菜＆大頭菜＆葡萄柚&鳳梨

材料（2人份）
小松菜……200克
大頭菜……2個
葡萄柚……2個
鳳梨……250克
蜂蜜……1大匙

做法

1 小松菜切成適當的長度。大頭菜切成月牙形。葡萄柚削去外側的皮，切成月牙形。鳳梨削皮去芯，切成長條狀。

2 把1丟進果汁機打碎，加入蜂蜜攪拌均勻。

沒有芹菜的菜味，非常順口！

高麗菜＆芹菜＆蘋果&檸檬

材料（2人份）
高麗菜……4片
芹菜……2根
蘋果……2個
檸檬……1個
蜂蜜……2小匙

做法

1 高麗菜一片一片切成細絲，揉成一團。芹菜切成長條狀。切掉蘋果的蒂頭，切成月牙形。削去檸檬外側的皮，切成月牙形。

2 把1丟進果汁機打碎，加入蜂蜜攪拌均勻。

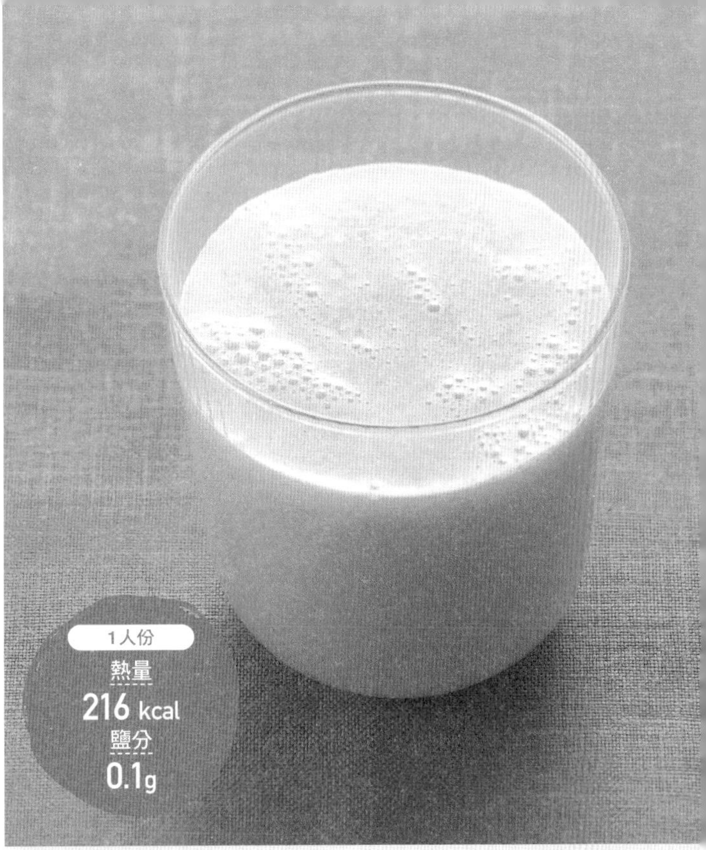
1人份
熱量
216 kcal
鹽分
0.1g

可以享受到草莓甘甜的香味

草莓＆小番茄＆橘子&檸檬

材料（2人份）
草莓……20顆
小番茄……25顆
橘子……3個
檸檬……1個
蜂蜜……2小匙

做法

1 草莓和小番茄切除蒂頭。橘子剝皮，剝成小瓣。檸檬削去外側的皮，切成月牙形。

2 把1丟進果汁機打碎，加入蜂蜜攪拌均勻。

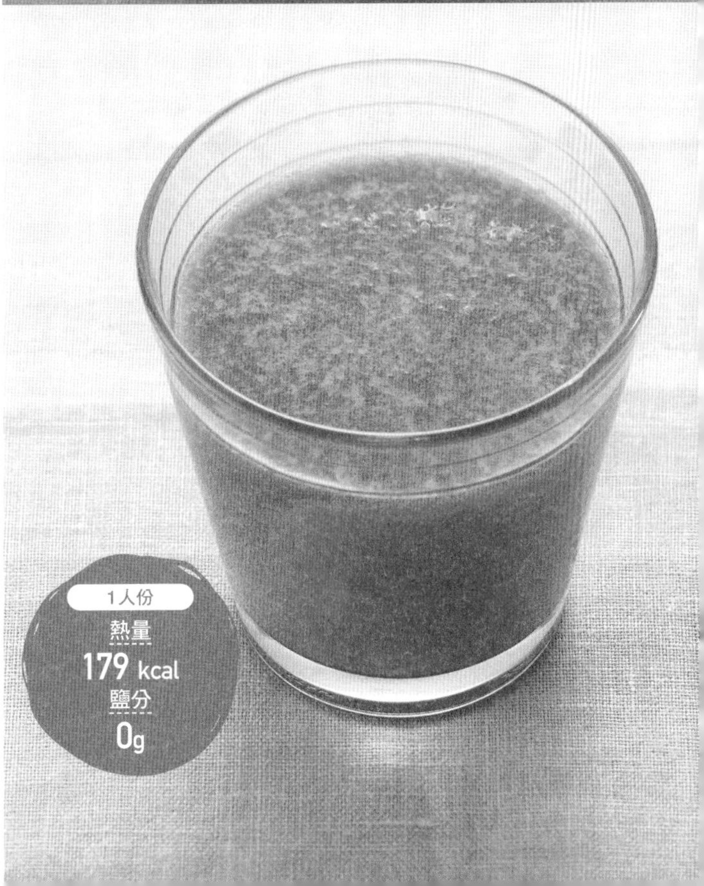
1人份
熱量
179 kcal
鹽分
0g

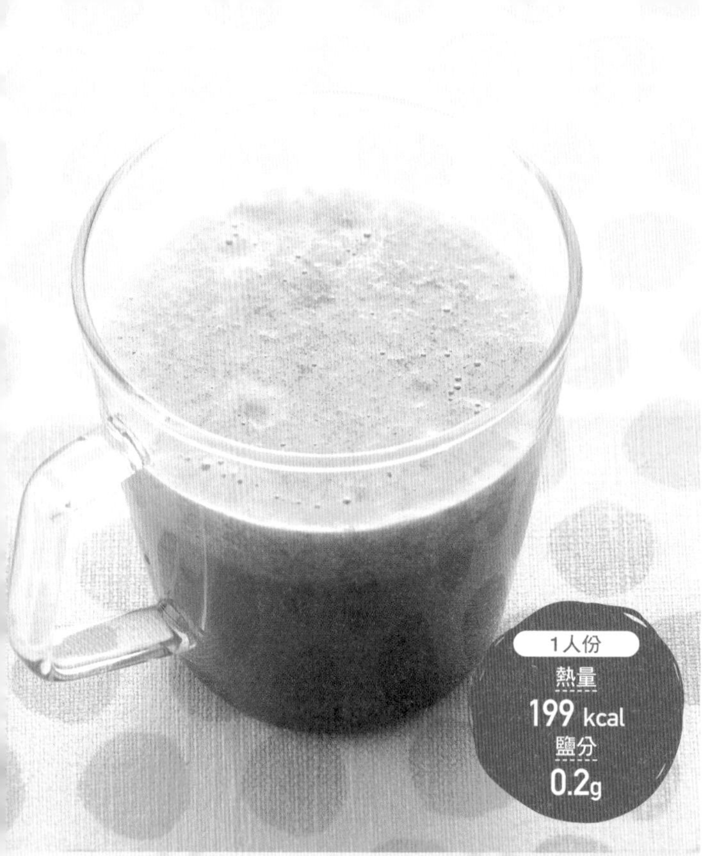
1人份
熱量
199 kcal
鹽分
0.2g

沒有菜味，很好入口！

青江菜＆大白菜＆蘋果&檸檬

材料（2人份）
青江菜……3棵
大白菜……1片
蘋果……2個
檸檬……1個
蜂蜜……2小匙

做法

1 青江菜和大白菜都切成適當的長度，再一片一片切成細絲，揉成一團。切除蘋果的蒂頭，切成月牙形。削去檸檬外側的皮，切成月牙形。

2 把1丟進果汁機打碎，加入蜂蜜攪拌均勻。

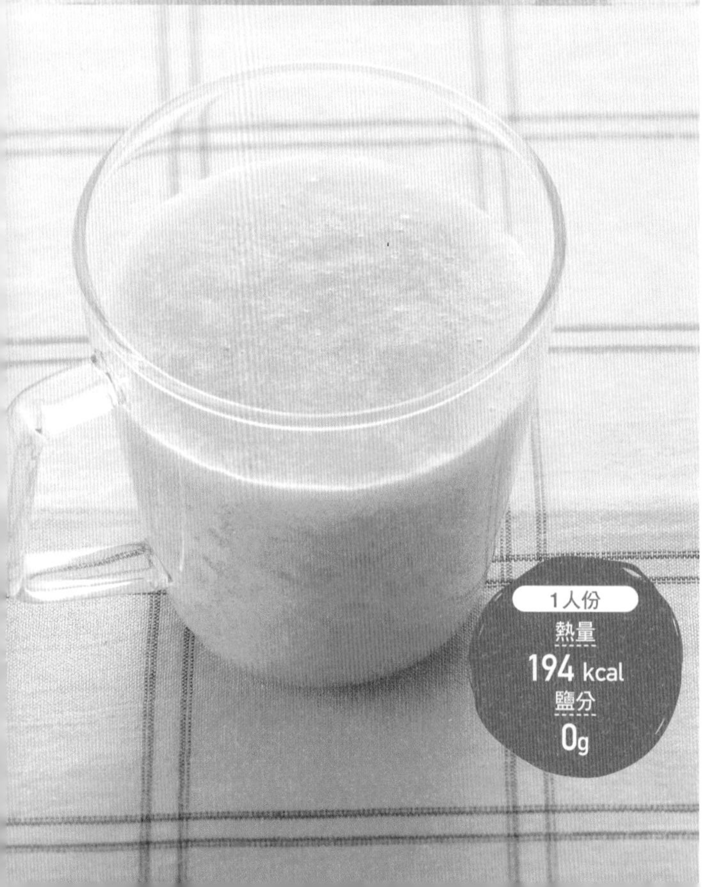
1人份
熱量
194 kcal
鹽分
0g

大頭菜的香味撲鼻而來！

大頭菜＆鳳梨＆柳橙&檸檬

材料（2人份）
大頭菜……3個
鳳梨……300克
柳橙……3個
檸檬……1個
蜂蜜……1小匙

做法

1 大頭菜切成月牙形。鳳梨削皮去芯，切成長條狀。柳橙和檸檬削去外側的皮，切成月牙形。

2 把1丟進果汁機打碎，加入蜂蜜攪拌均勻。

沒有芹菜的菜味，非常順口！

紫高麗菜＆葡萄＆藍莓＆蘋果＆檸檬

材料（2人份）
紫高麗菜……4片
葡萄……15大顆
藍莓……100克
蘋果……2個
檸檬……1個
蜂蜜……1小匙

做法

1 紫高麗菜一片一片切成細絲，揉成一團。切除蘋果的蒂頭，切成月牙形。削去檸檬外側的皮，切成月牙形。

2 把1和葡萄、藍莓丟進果汁機裡打碎，加入蜂蜜攪拌均勻。

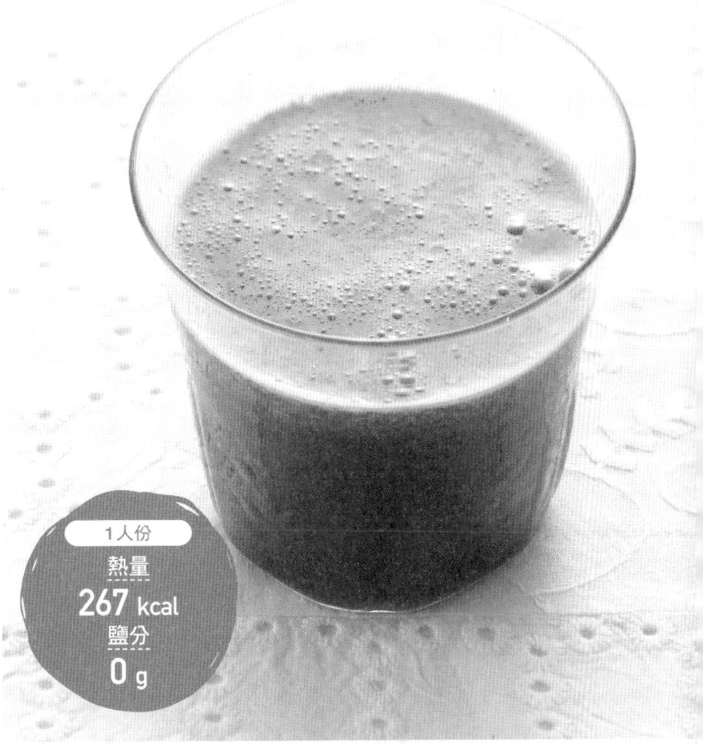
1人份
熱量
267 kcal
鹽分
0 g

可以享受到黃椒的風味！

黃椒＆鳳梨＆紅寶石葡萄柚

材料（2人份）
黃椒……2個
鳳梨……300克
紅寶石葡萄柚……2個
蜂蜜……1大匙

做法

1 切除黃椒的蒂頭，去籽，再切成長條狀。鳳梨削皮去芯，切成長條狀。削去紅寶石葡萄柚外側的皮，切成月牙形。

2 把1丟進果汁機打碎，加入蜂蜜攪拌均勻。

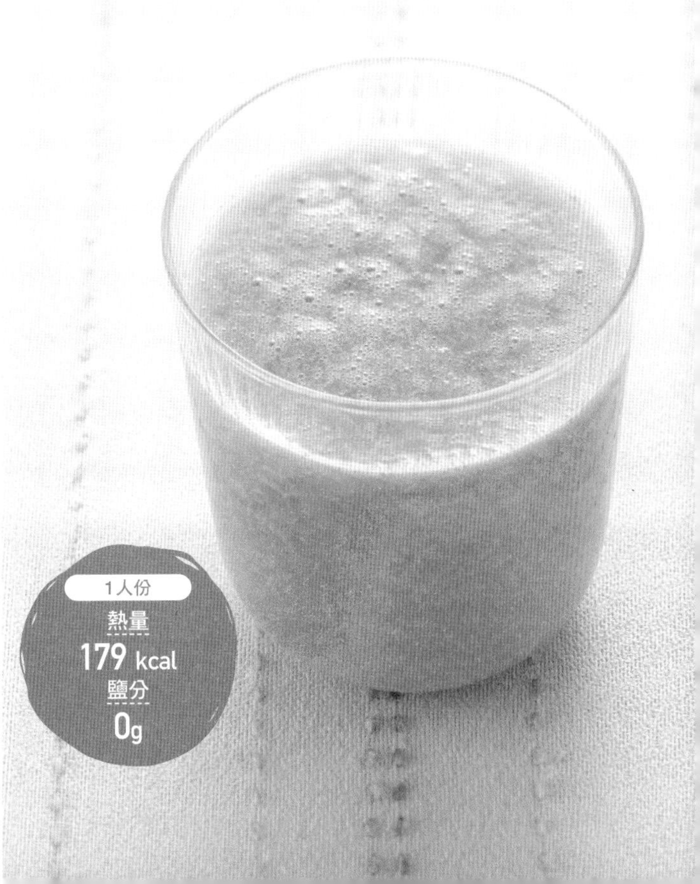
1人份
熱量
179 kcal
鹽分
0g

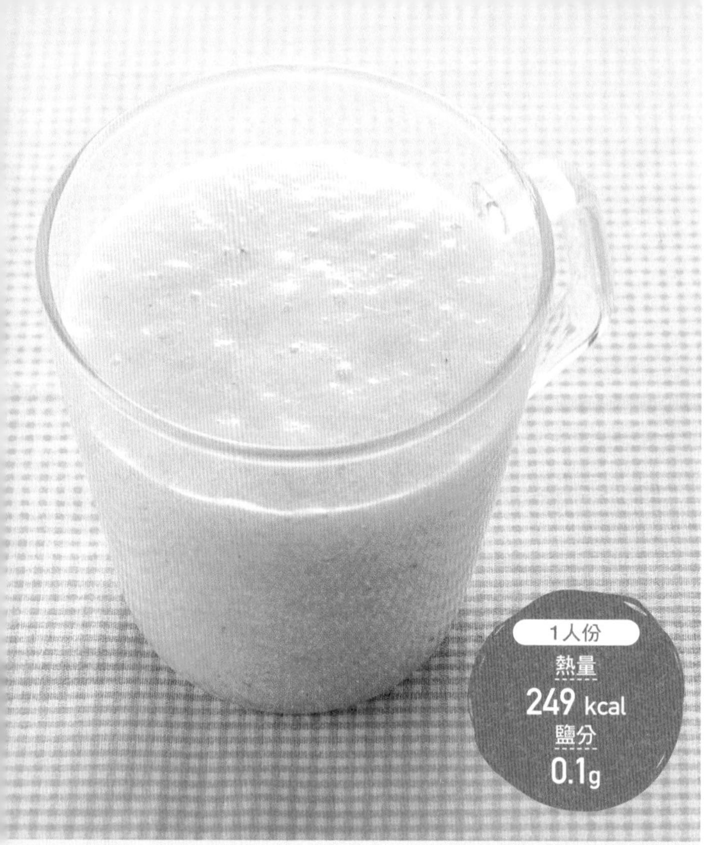
1人份
熱量
249 kcal
鹽分
0.1g

即使不敢吃芹菜的人也覺得很好喝！

芹菜&鳳梨&蘋果&檸檬

材料（2人份）
芹菜……2根
鳳梨……300克
蘋果……2個
檸檬……1個

做法

1 芹菜切成長條狀。鳳梨削皮去芯，切成長條狀。切除蘋果的蒂頭，切成月牙形。削去檸檬外側的皮，切成月牙形。

2 把1丟進果汁機裡打勻。

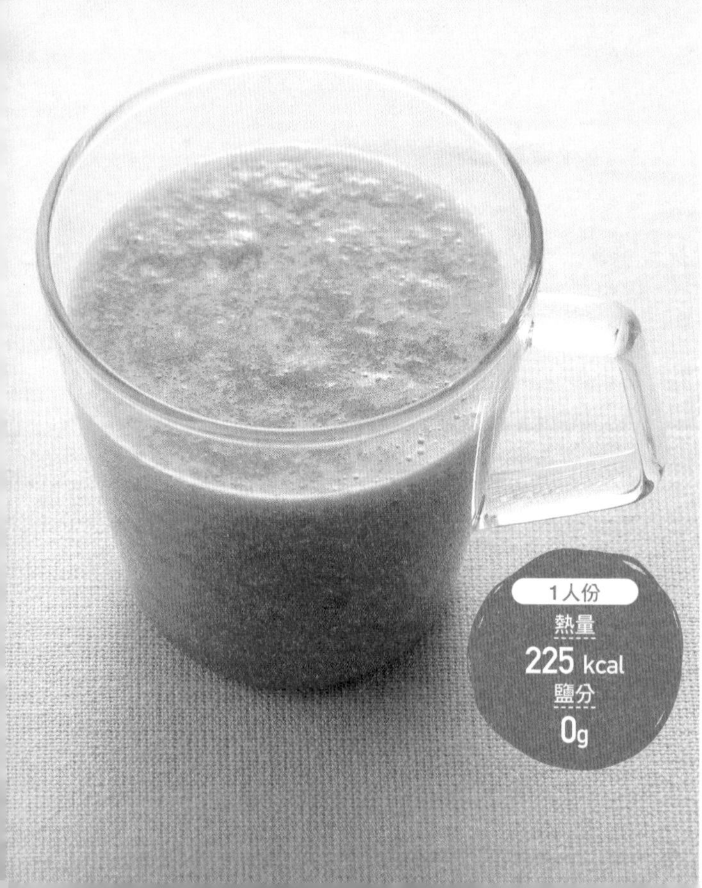
1人份
熱量
225 kcal
鹽分
0g

含有豐富的番茄紅素

番茄&紅椒&蘋果&檸檬

材料（2人份）
番茄……2個
紅椒……1個
蘋果……2個
檸檬……1個
蜂蜜……1小匙

做法

1 切除番茄的蒂頭，切成月牙形。切除紅椒的蒂頭，去籽，再切成長條狀。切除蘋果的蒂頭，切成月牙形。削去檸檬外側的皮，切成月牙形。

2 把1丟進果汁機打碎，加入蜂蜜攪拌均勻。

可以喝到酸酸甜甜的風味！

紅椒&紅蘿蔔&橘子&檸檬

材料（2人份）
紅椒……1個
紅蘿蔔……2條
橘子……4個
檸檬……1個
蜂蜜……1小匙

做法

1 切除紅椒的蒂頭，去籽，再切成長條狀。紅蘿蔔切成長條狀。橘子剝皮，剝成小瓣。檸檬削去外側的皮，切成月牙形。

2 把1丟進果汁機打碎，加入蜂蜜攪拌均勻。

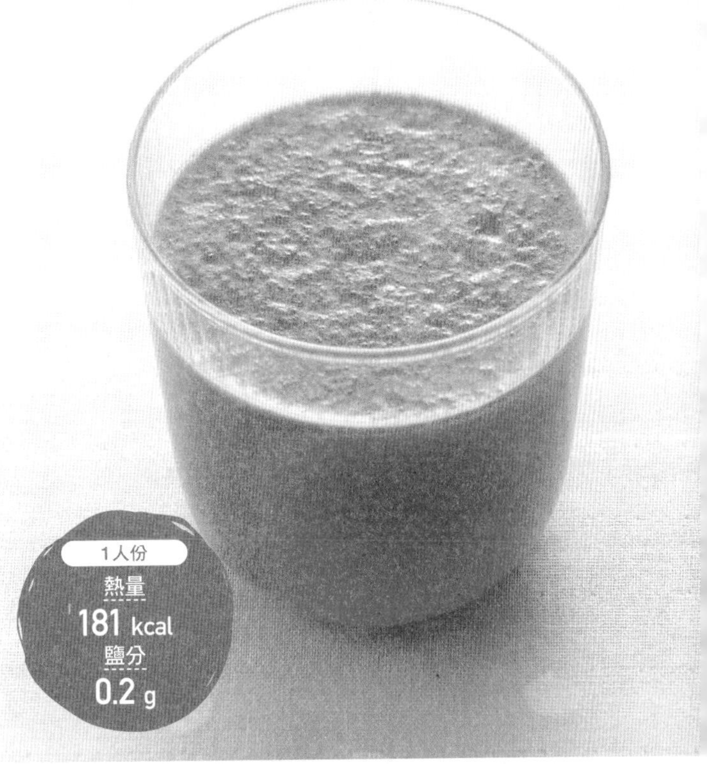
1人份
熱量
181 kcal
鹽分
0.2 g

看起來綠綠的，可是一點也不澀！

嫩菠菜&小黃瓜&葡萄柚&鳳梨

材料（2人份）
嫩菠菜……200克
小黃瓜……1條
葡萄柚……1個
鳳梨……400克
蜂蜜……1大匙

做法

1 切掉嫩菠菜的根部，切成適當的長度。切除小黃瓜的蒂頭，再切成兩半。削去葡萄柚外側的皮，切成月牙形。鳳梨削皮去芯，切成長條狀。

2 把1丟進果汁機打碎，加入蜂蜜攪拌均勻。

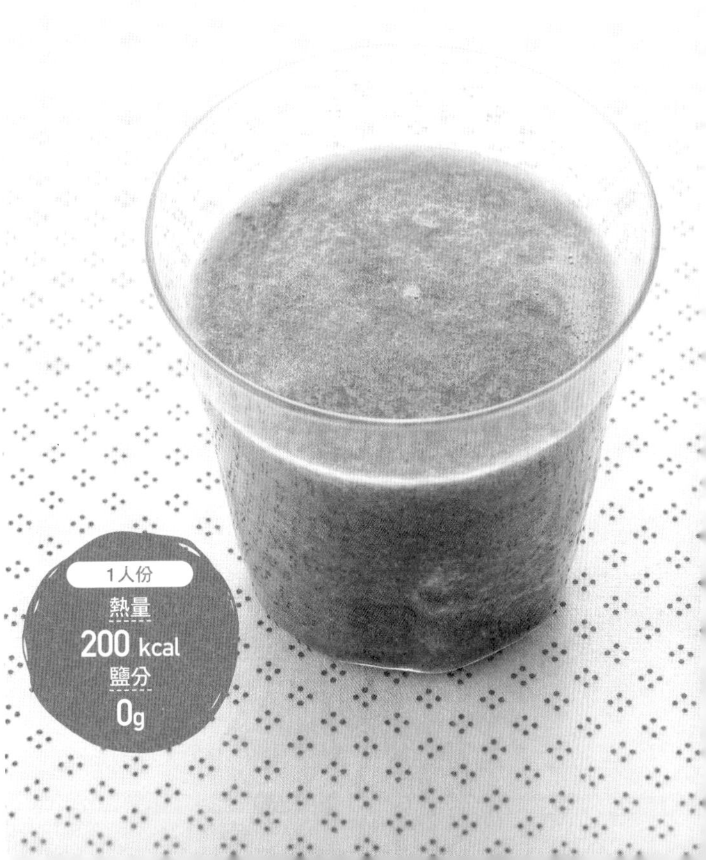
1人份
熱量
200 kcal
鹽分
0g

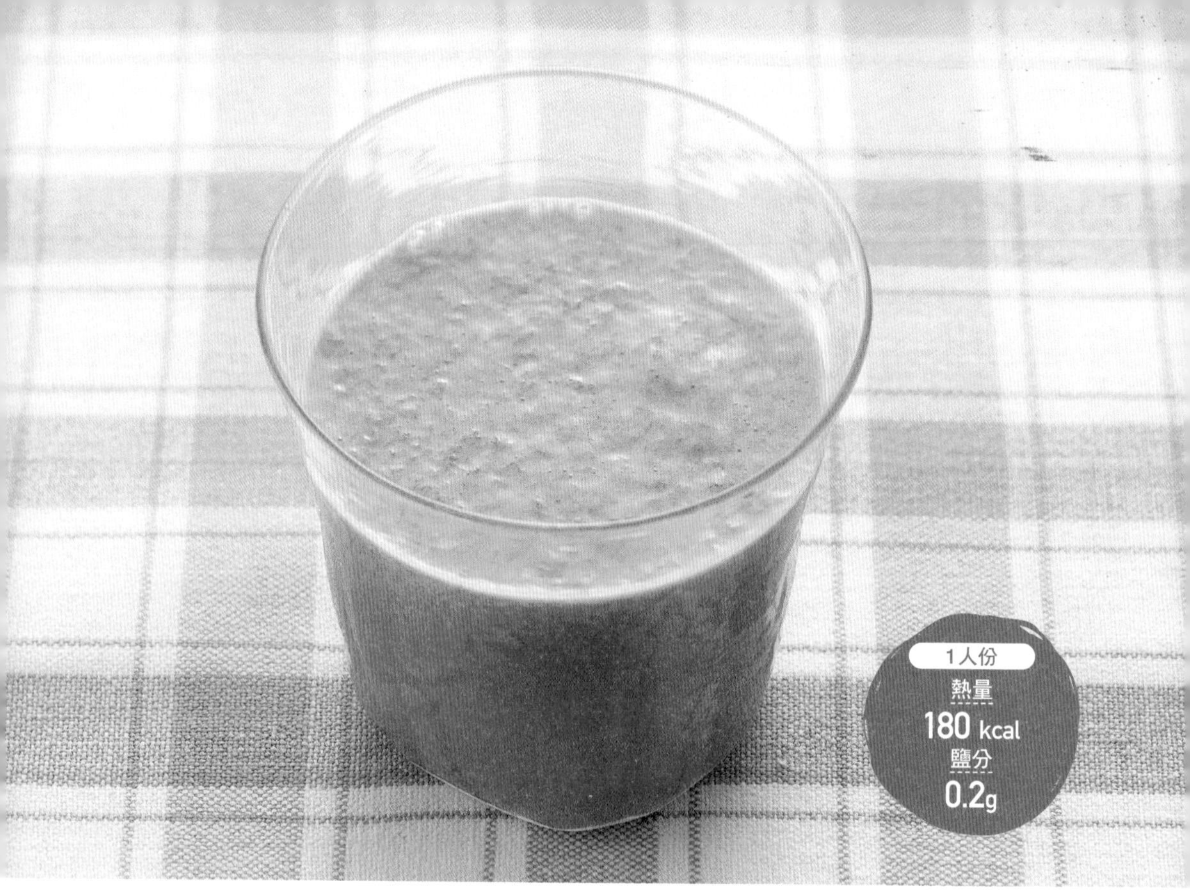

可以攝取到維生素C和β-胡蘿蔔素

小番茄＆紅蘿蔔＆紅寶石葡萄柚

材料（2人份）
小番茄……25顆
紅蘿蔔……2條
紅寶石葡萄柚……1個
蜂蜜……2小匙

做法

1 小番茄切除蒂頭。紅蘿蔔切成長條狀。紅寶石葡萄柚削去外側的皮，切成月牙形。

2 把1丟進果汁機裡打碎，加入蜂蜜攪拌均勻。

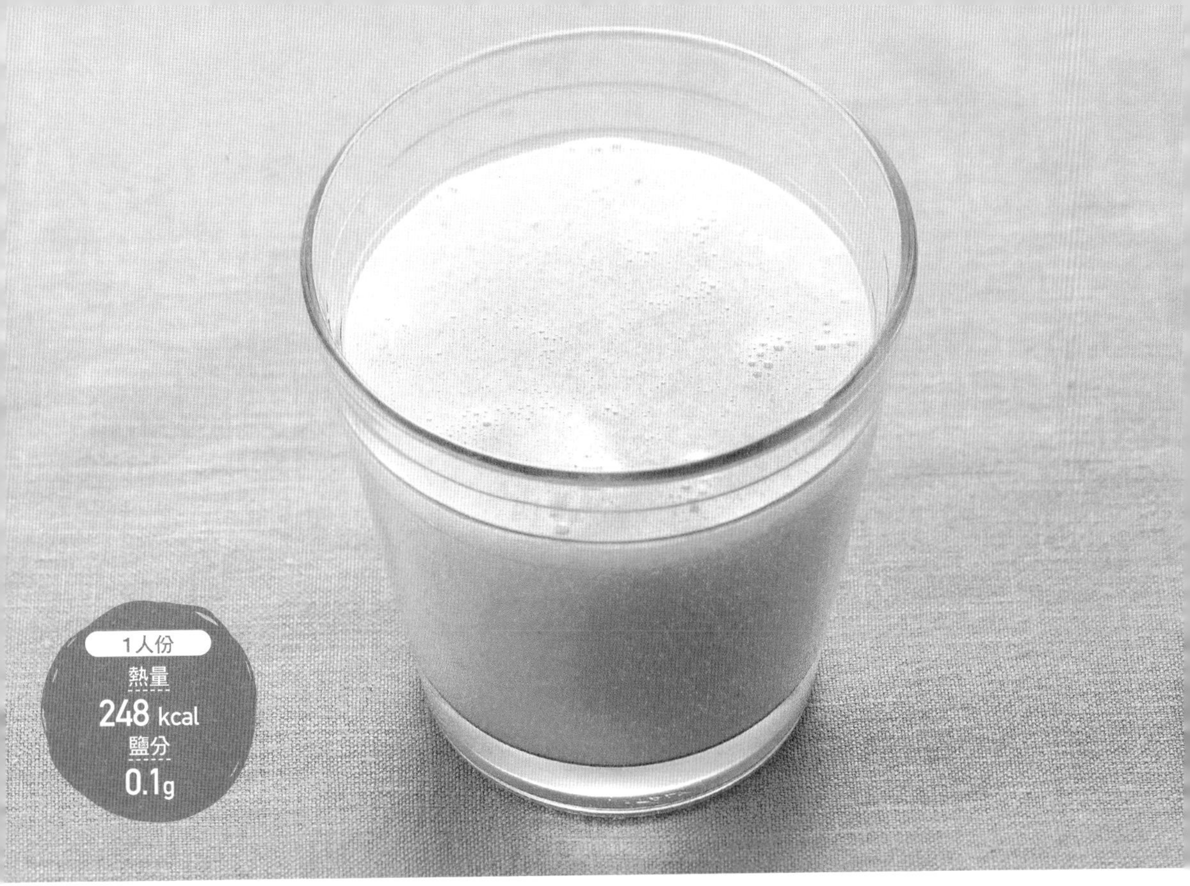

清淡爽口的酸味令人欲罷不能！

花椰菜＆蘋果＆葡萄柚

材料（2人份）
花椰菜……1棵
蘋果……2個
葡萄柚……1個
蜂蜜……1大匙

做法

1 花椰菜撕成小朵。切除蘋果的蒂頭，切成月牙形。削去葡萄柚外側的皮，切成月牙形。

2 把1丟進果汁機打碎，加入蜂蜜攪拌均勻。

濟陽式抗癌飲食療法限制了肉（牛、豬）及鹽分的攝取，
但也不用擔心「會不會沒有味道」。在這一章裡，將為各位介紹即使限制了肉
及鹽分的攝取，也既美味又份量十足的菜單。

第5章

消除癌細胞的最強菜單

主菜

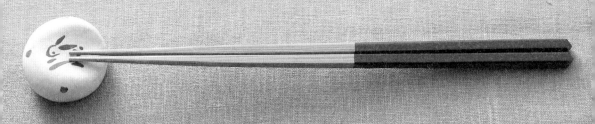

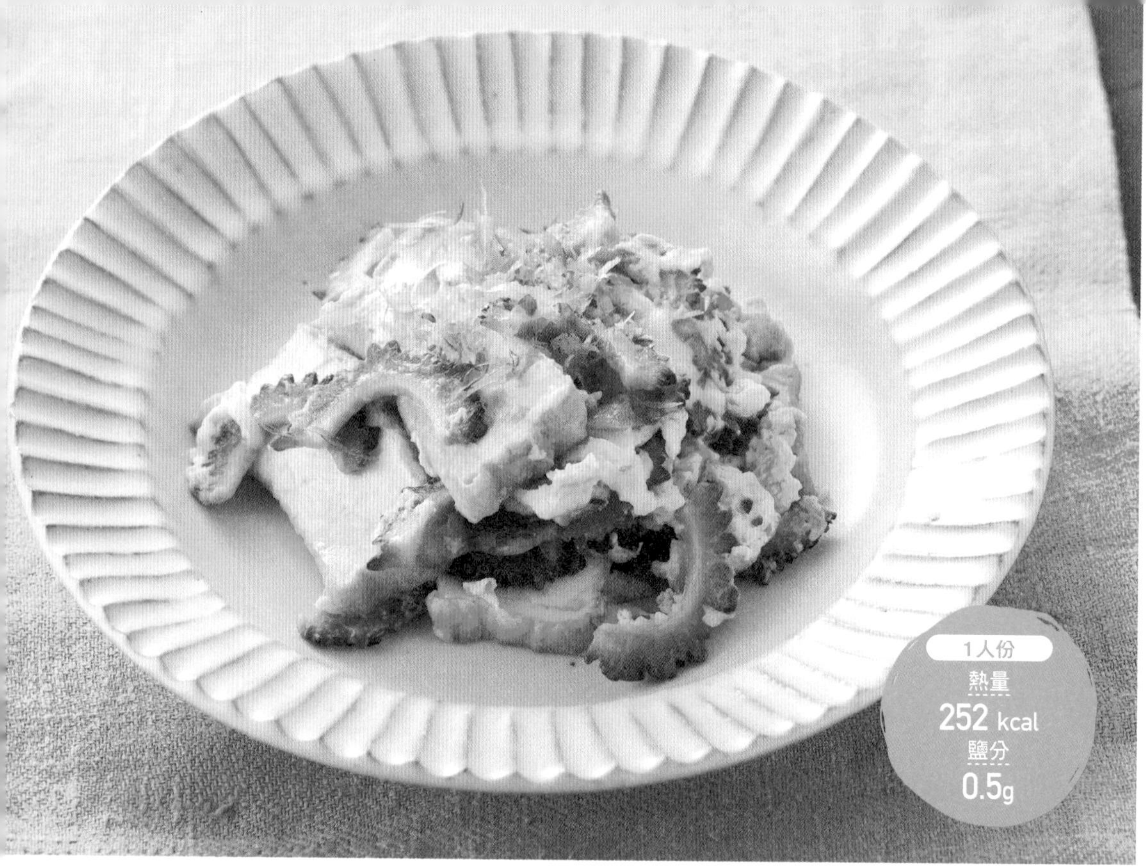

苦瓜可以說是維生素的寶庫！

苦瓜炒油豆腐

材料（2人份）

油豆腐……1塊
苦瓜……1/2條
大蒜……1瓣
麻油……2小匙
A
- 酒……2小匙
- 低鹽醬油……1/2大匙
- 胡椒……少許

蛋……1個
柴魚片……2克

做法

1. 用熱水沖洗掉油豆腐上頭的油脂，切成1公分寬。苦瓜直切，剔除蒂頭和籽，再切薄片。大蒜切成薄片。
2. 把麻油和蒜片放進平底鍋裡，開小火，爆出香味後再轉中火，加入苦瓜拌炒。把苦瓜炒熟後，加入油豆腐拌炒，再加入A的調味料，拌炒均勻。
3. 均勻地加入打散的蛋液拌炒。炒到蛋呈現半熟狀，關火。
4. 盛入盤中，再撒上柴魚片。

享受馬鈴薯和青椒爽脆的口感

西班牙烘蛋

材料（2人份）

馬鈴薯……1小個
青椒……1個
蘑菇……2個
蛋……2個
A
- 無添加豆漿……1大匙
- 低鈉鹽……1/8小匙
- 胡椒……少許

橄欖油……2小匙
番茄醬……2小匙

做法

1 馬鈴薯削皮，切絲。切除青椒的蒂頭，去籽，再切成細絲。切除蘑菇的蒂頭，再切成薄片。

2 把蛋打進調理碗中，加入A，混合攪拌均勻。

3 用平底鍋（直徑18公分左右）加熱橄欖油，拌炒1的馬鈴薯。炒熟後，加入青椒和蘑菇，快速地拌炒一下。再倒入2，稍微攪拌一下，煎到蛋呈現半熟狀。轉小火，煎出焦色後翻面，把另一面也煎成金黃色。

4 切成便於食用的大小，盛入盤中，淋上番茄醬。

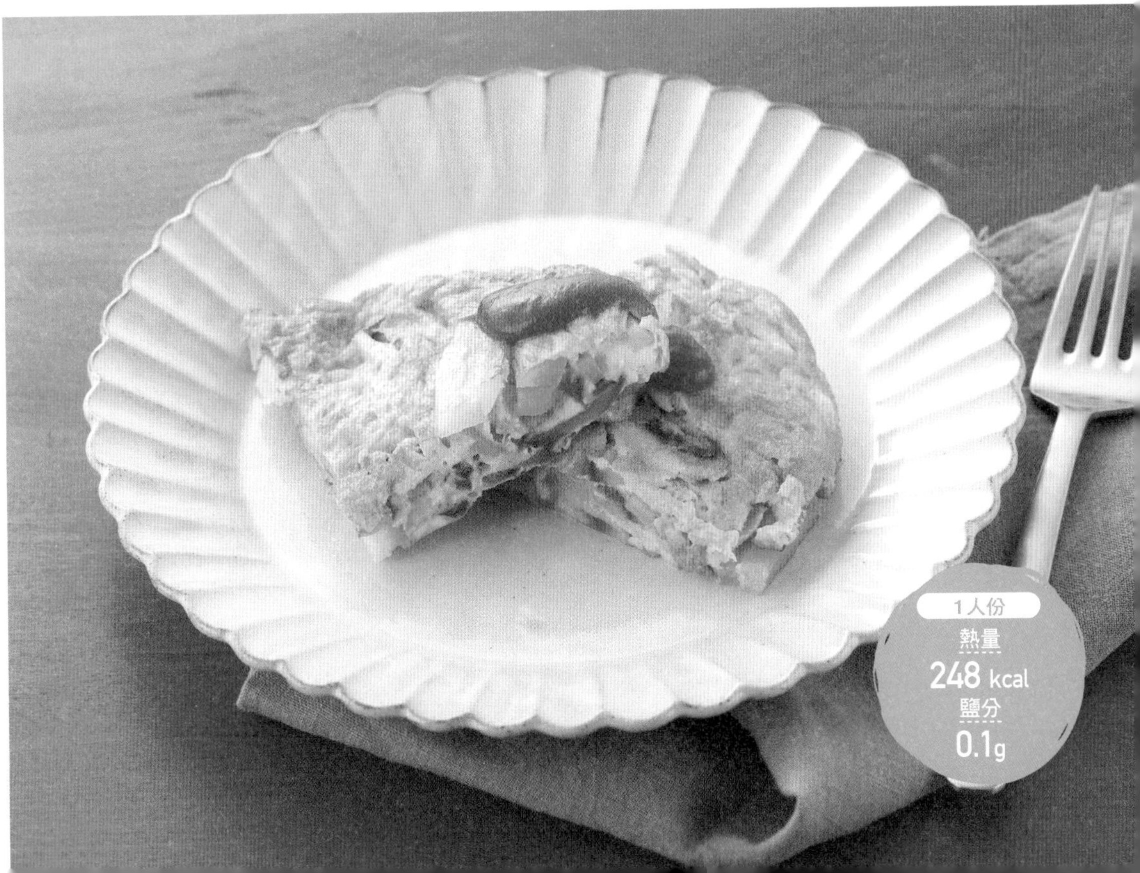

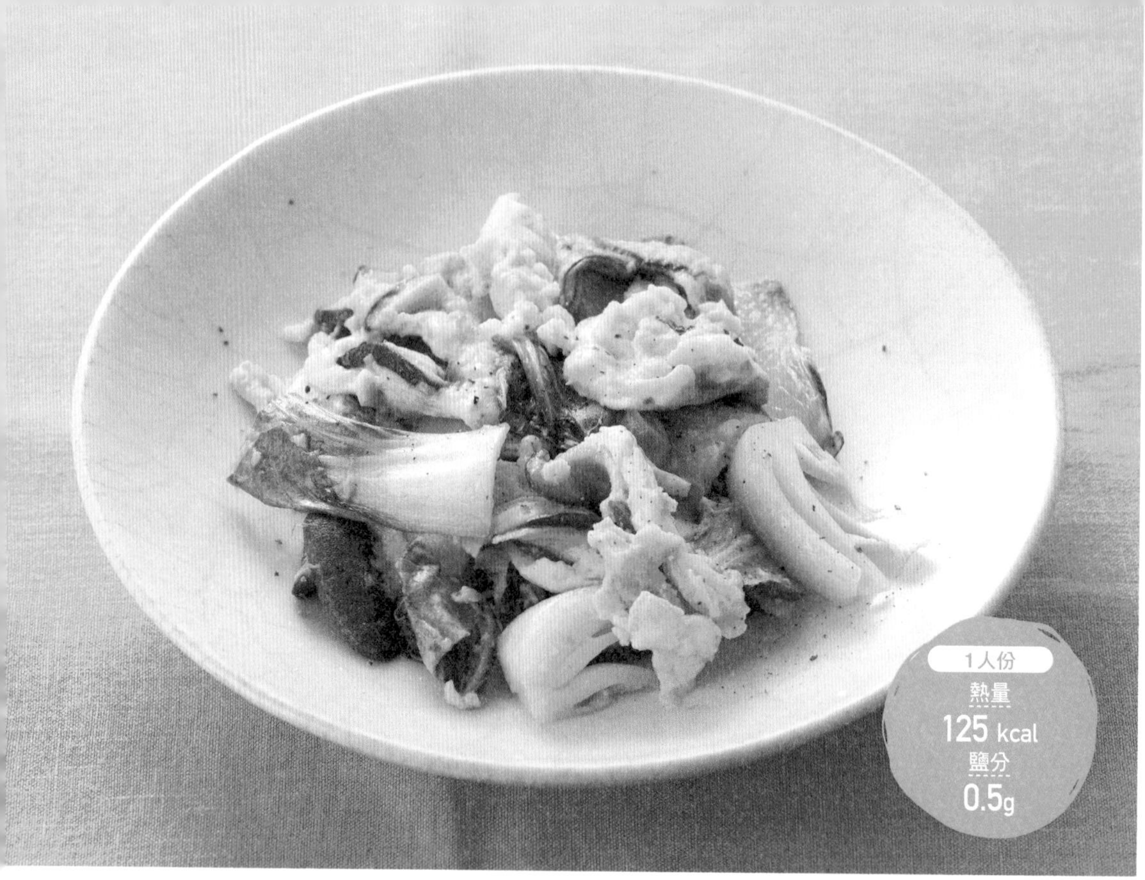

青江菜表現出壓倒性的存在感！
調味過的蛋也很好吃！

青江菜香菇炒蛋

材料（2人份）

青江菜……1棵
香菇……2朵
生薑……1/3片
蛋……2個
麻油……2小匙
A
- 酒……2小匙
- 雞湯粉……1/3小匙

粗粒黑胡椒……少許

做法

1 把青江菜的葉和梗切成3公分長，再把芯的部分切成6等分。切除香菇的蒂頭，切薄片。生薑切成碎末。

2 把蛋打進調理碗中，加入A混合攪拌均勻。

3 用小火加熱平底鍋裡的麻油和生薑，爆出香味後轉中火，拌炒青江菜的芯和梗、香菇。炒軟後再加入青江菜的葉子，稍微再炒一下，倒入2的蛋液，拌炒均勻。

4 盛入盤中，撒點粗粒黑胡椒。

薑味十分清爽的日式漢堡排

豆腐排佐醬料

材料（2人份）

板豆腐……1塊
長蔥……1/8根
生薑……1/2片
太白粉……3大匙
麻油……1大匙
A
- 低鹽醬油……1/2大匙
- 醋……1/2大匙
- 白芝麻粉……1/2小匙

青蔥……1/2根
辣椒粉……少許

做法

1 用廚房專用紙巾包住豆腐，放在耐熱容器裡，放進微波爐（600瓦）加熱1分30秒左右。放涼後切成1.5公分厚的一口大小。

2 將長蔥和生薑切成碎末，拌入A。

3 用廚房專用紙巾拭乾1的水分，抹上太白粉。用平底鍋加熱麻油，將豆腐兩面煎至金黃酥脆。

4 盛入盤中，淋上2，撒上切成小丁的蔥花。再依個人口味撒點辣椒粉。

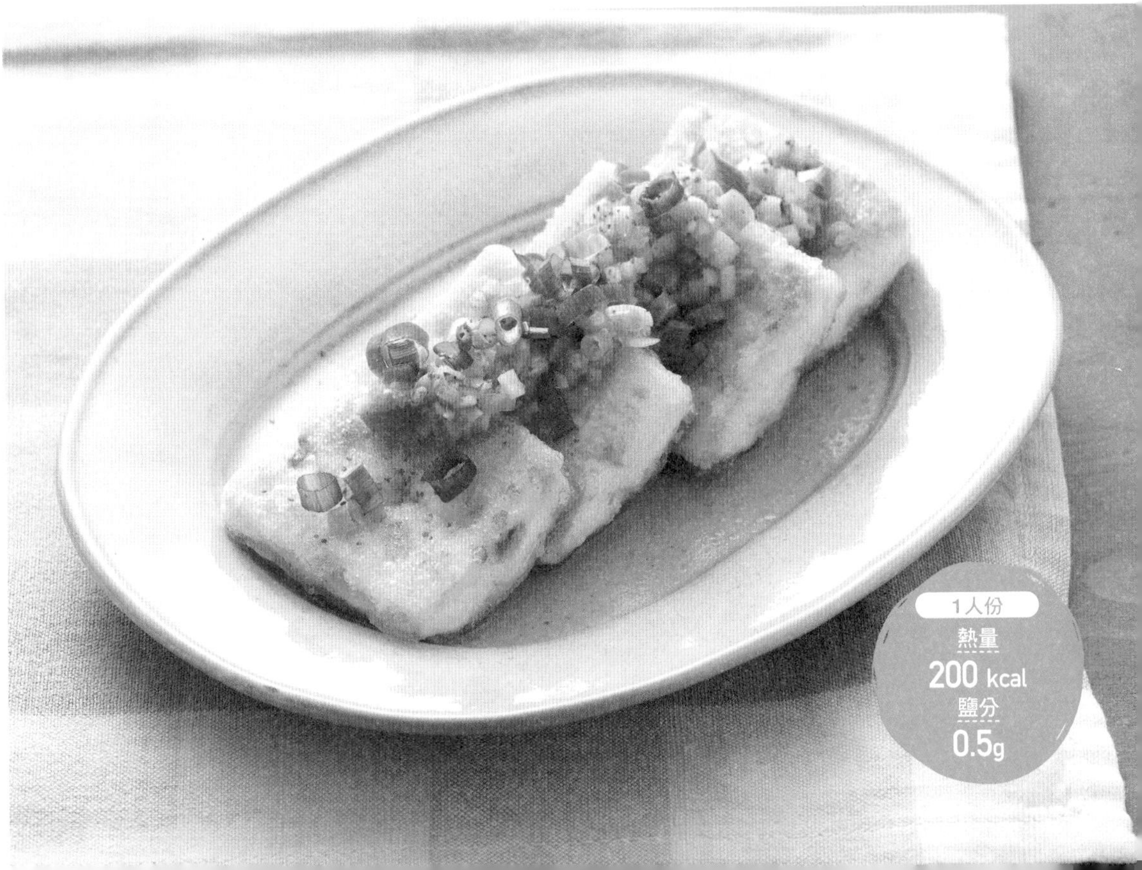

1人份
熱量
200 kcal
鹽分
0.5g

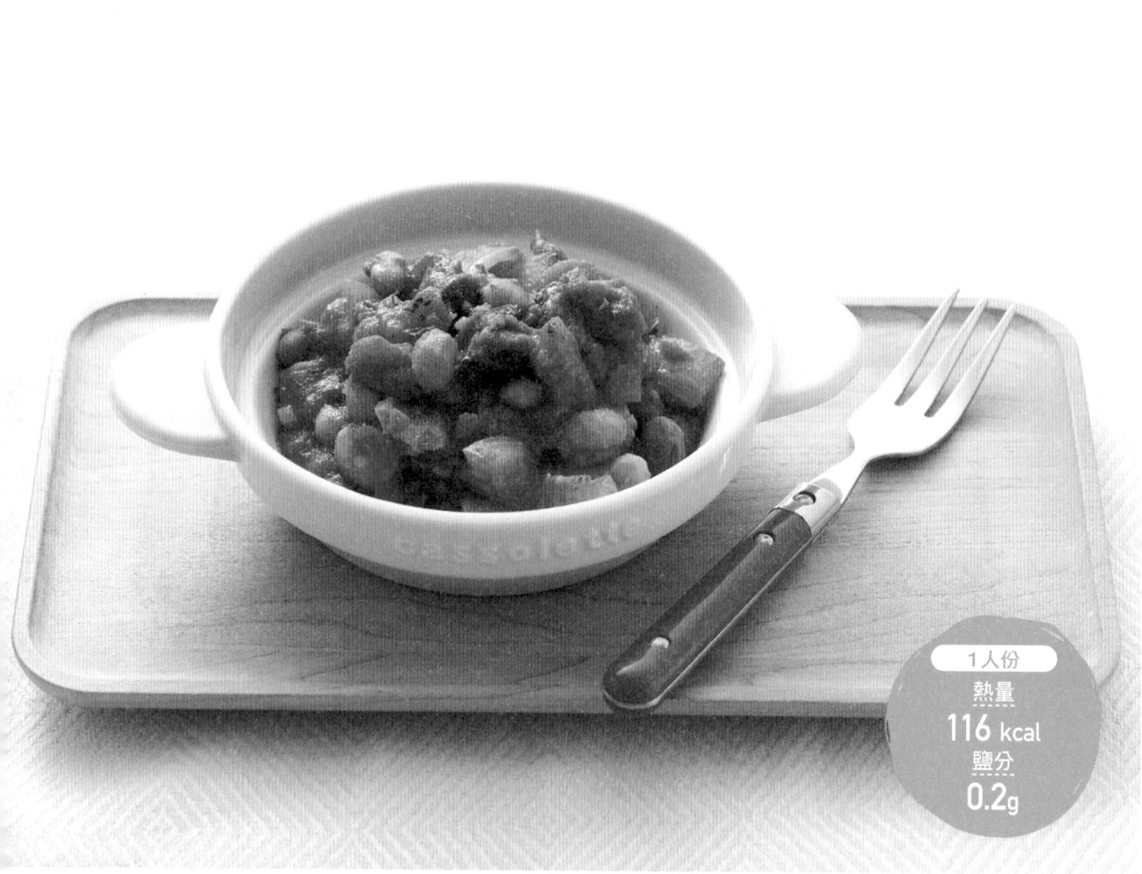

咖哩風味可減鹽又好吃！而且還很有營養！

香料番茄燉豆子

材料（2人份）

洋蔥……1/4個
大蒜……1/2瓣
橄欖油……1小匙

A
- 番茄罐頭（切丁）……200克
- 水煮什錦豆（無添加食鹽）……50g
- 水煮黃豆（無添加食鹽）……30g
- 咖哩粉……1小匙
- 低鈉鹽……1/6小匙

洋香菜……少許

做法

1 洋蔥切成2公分的小丁，大蒜切成碎末。

2 把橄欖油和大蒜倒入平底鍋裡，開小火加熱，爆出香味後轉中火，稍微炒一下洋蔥。

3 加入A攪拌均勻，煮滾後轉小火，蓋上鍋蓋，再煮15分鐘左右。

4 盛入盤中，依個人口味撒上切成碎末的洋香菜。

可以享受到青椒口感的佳肴！

芝麻味噌炒青椒油豆腐

材料（2人份）

油豆腐……1塊
青椒……2個
紅椒……1/3個
大蒜……1瓣
A
- 水……1大匙
- 低鹽味噌……1/2大匙
- 白芝麻粉……1小匙

麻油……2小匙
炒過的白芝麻……1小匙

做法

1 用熱水沖洗掉油豆腐上頭的油脂，切成1公分寬。剔除青椒和紅椒的蒂頭和種籽，切成滾刀塊。

2 大蒜切薄片，與A混合攪拌均勻。

3 用小火加熱平底鍋裡的麻油和蒜片，爆出香味後再轉中火炒1。炒軟後均勻地倒入A，拌炒均勻。

4 盛入盤中，撒些芝麻。

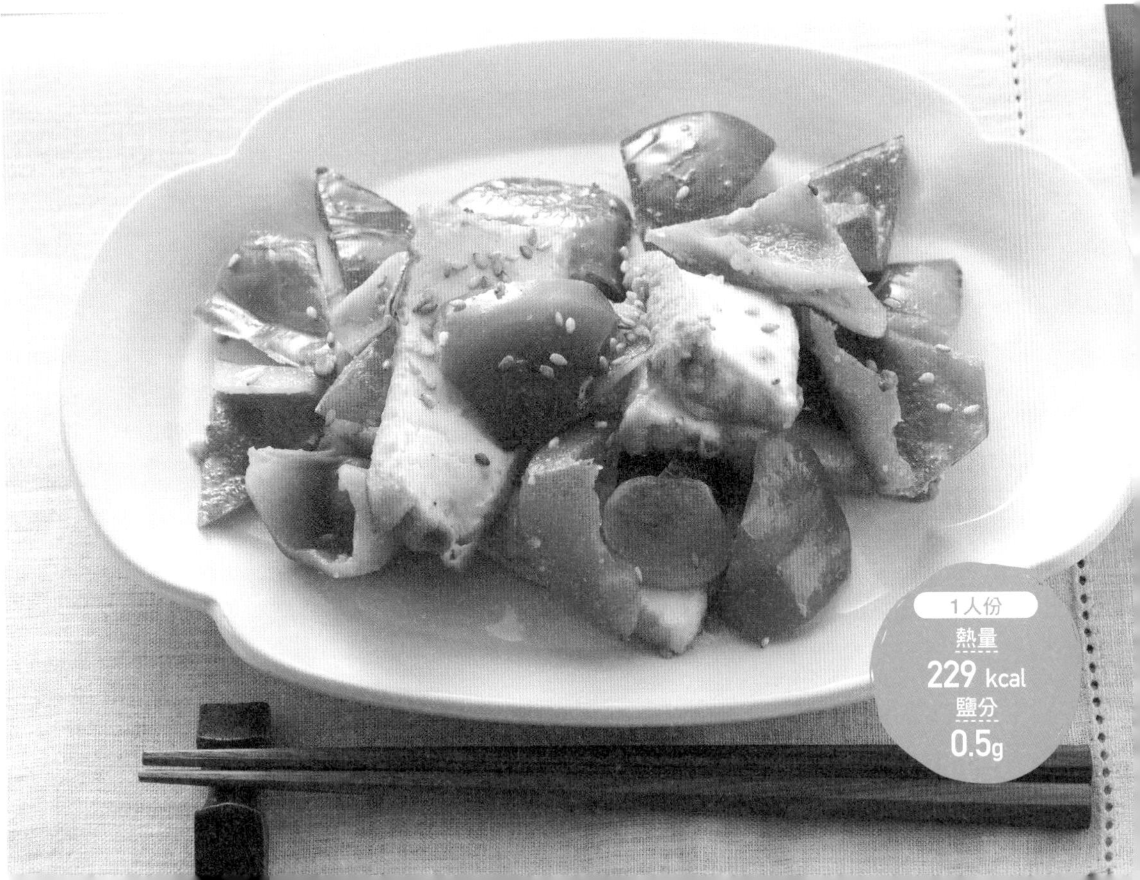

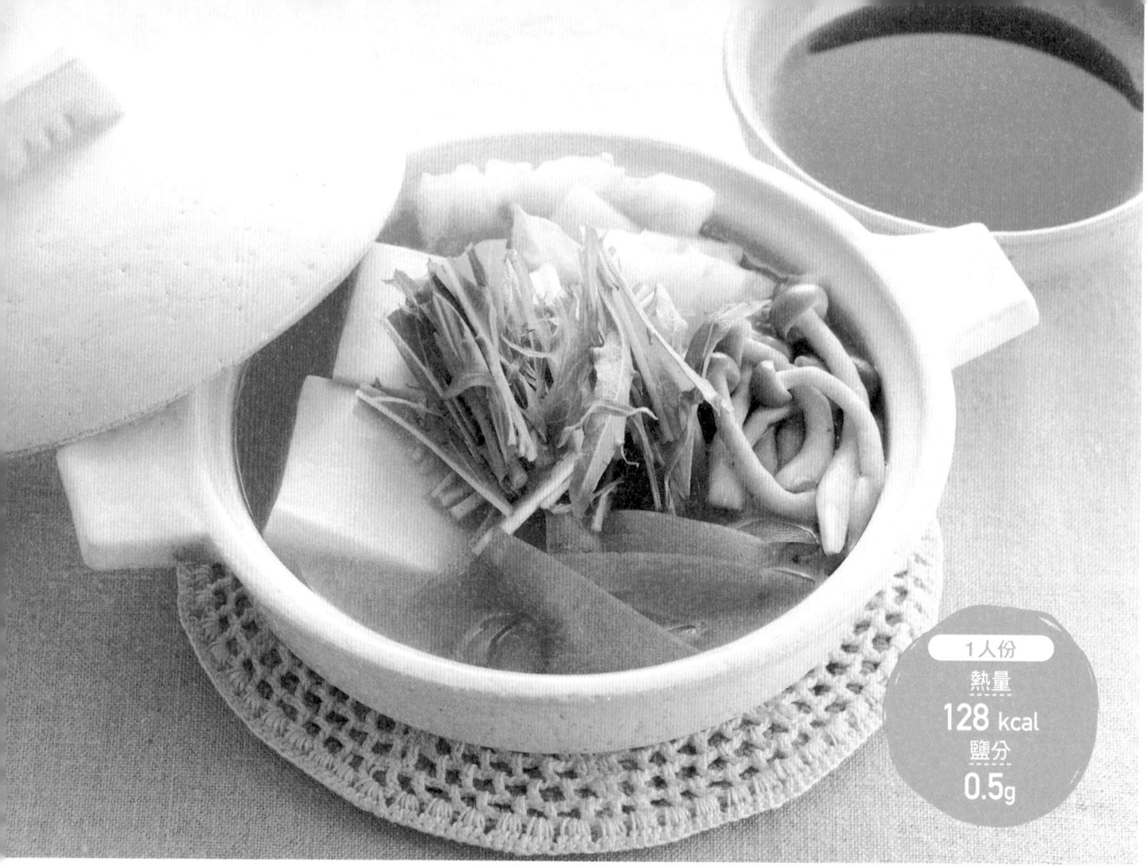

檸檬清爽的風味令人印象深刻

水煮青菜豆腐佐檸檬柑橘醋

材料（2人份）

嫩豆腐……1塊
大白菜……2片
水菜……50克
鴻禧菇……50克
紅蘿蔔……1/8條
檸檬……1/2個

A
- 高湯……4小匙
- 低鹽醬油……1/2大匙

B
- 水……2杯
- 高湯……1杯
- 酒……1大匙

做法

1 豆腐切成一口大小。大白菜切成一口大小。水菜切成5公分長。鴻禧菇切除蒂頭，撕成小朵。用削皮器（沒有的話可以用菜刀）把紅蘿蔔刨成長條狀。

2 檸檬擠汁，與A混合拌勻，製作成沾醬。

3 把B倒進鍋子裡，開火，煮滾後加入豆腐、大白菜、鴻禧菇。將食材煮熟後，再加入水菜和紅蘿蔔，稍微再煮一下。沾2的醬汁來吃。

蘿蔔泥與納豆幸福地相遇了

蘿蔔泥拌納豆昆布

材料（2人份）

剁碎的脫水昆布……3克

蘿蔔……2公分

茗荷……1個

（＊編註：日本常見的野生辛香菜類，又稱為日本生薑，常用於涼拌、炒食與醃漬。）

紫蘇……4葉

納豆……100克

A 低鹽醬油……1/2大匙

A 醋……1小匙

做法

1 昆布先浸泡大量的水，再瀝乾水分，切成4公分長。蘿蔔磨成泥，放在濾網上瀝乾水分。茗荷垂直切成兩半後再斜切成薄片。紫蘇切絲。

2 把納豆、昆布、蘿蔔泥和A放進調理碗中，攪拌均勻。

3 盛入盤中，放上茗荷和紫蘇。

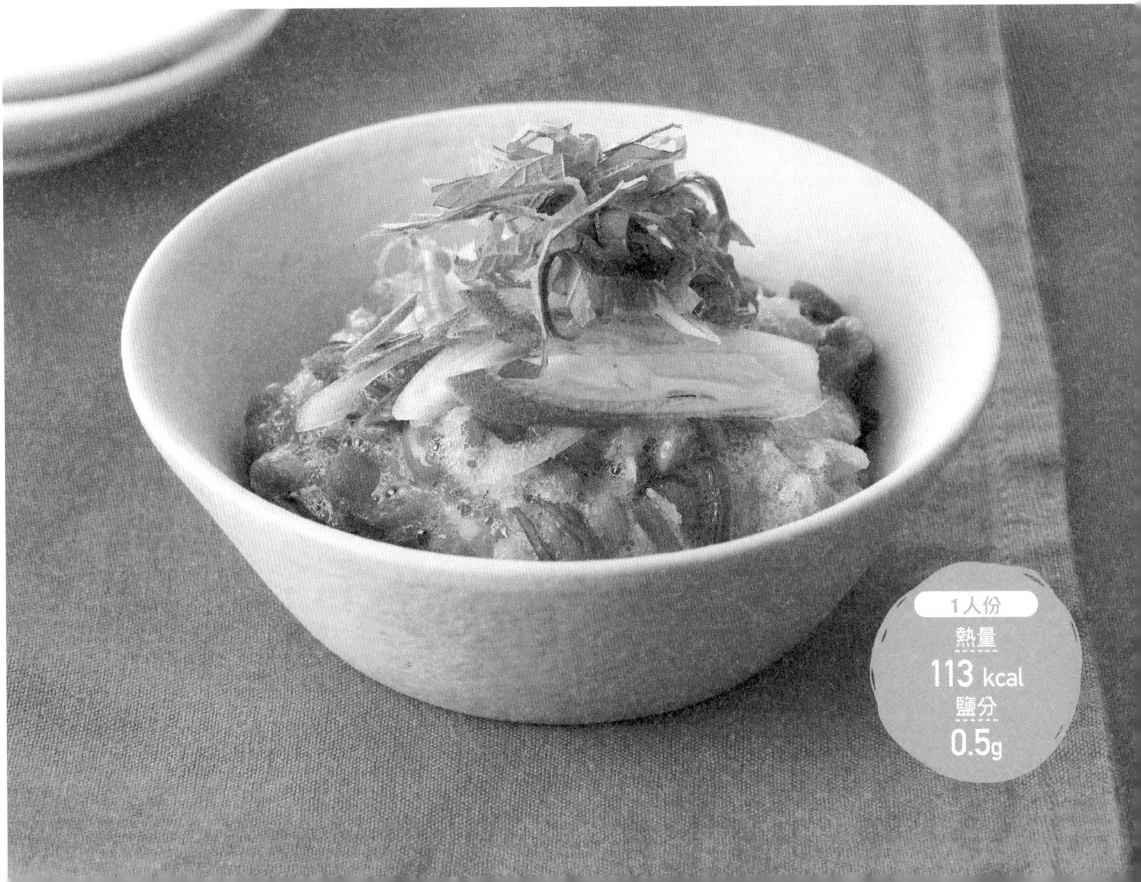

1人份

熱量

113 kcal

鹽分

0.5g

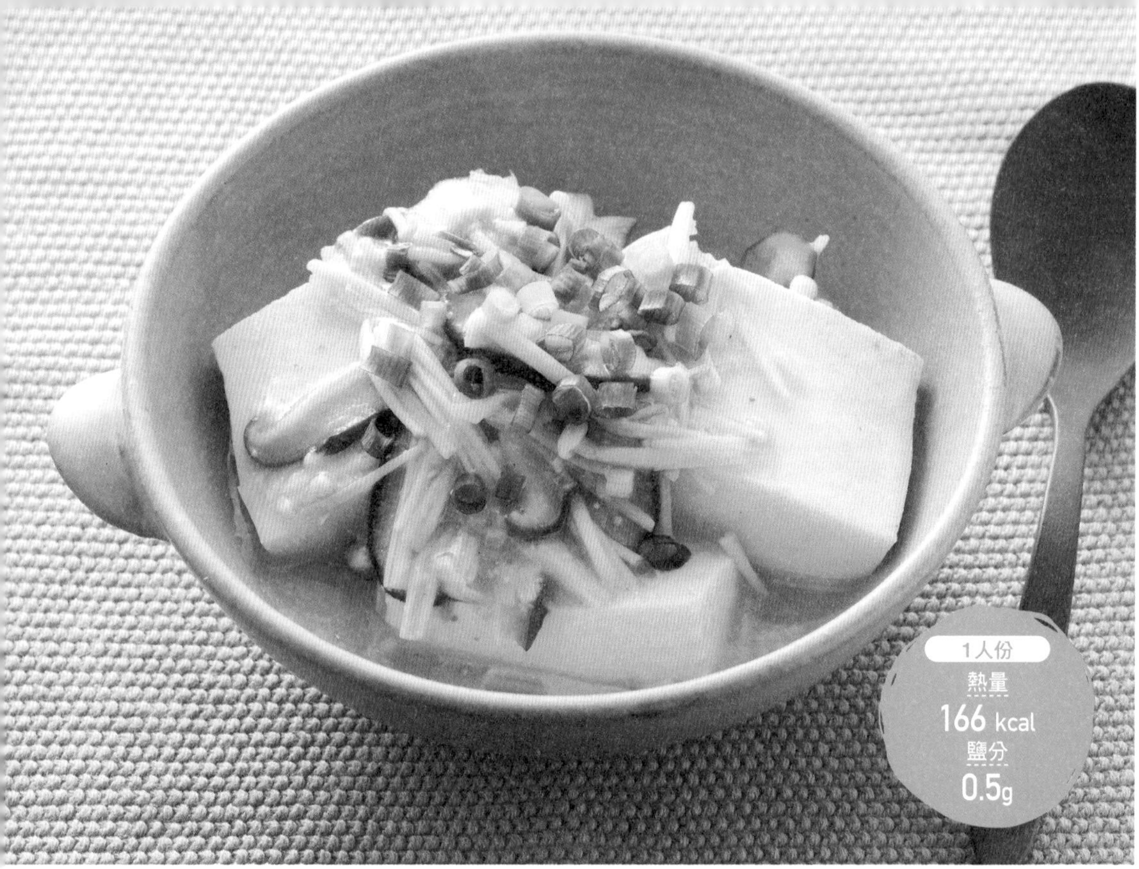

微微的嗆辣烘托出豆腐的美味

和風麻婆豆腐

材料（2人份）

板豆腐……1塊
香菇……2朵
金針菇……50克
生薑……1/2片
大蒜……1/2瓣
麻油……2小匙

A
- 高湯……1/2杯
- 低鹽味噌……1小匙
- 山椒粉……少許
- 辣椒粉……少許

B
- 太白粉……1/2小匙
- 水……1小匙

青蔥……1/2根

做法

1 用廚房專用紙巾包住豆腐，放在耐熱容器裡，放進微波爐（600瓦）加熱1分30秒左右。放涼後切成2公分厚的一口大小。

2 切除香菇的蒂頭，再切薄片。切掉金針菇的根部，切成4公分長。生薑和大蒜切成碎末。

3 把麻油、生薑、大蒜放進深一點的平底鍋裡，開小火。爆出香味後轉中火，將香菇和金針菇炒到軟。再加入A，煮到沸騰，加入1，再煮5分鐘左右。

4 順著鍋緣倒入B的太白粉水勾芡。

5 盛入盤中，撒上切成小丁的蔥花。

不敢吃芹菜也沒問題！

咖哩炒芹菜油豆腐

材料（2人份）

油豆腐……1塊
芹菜……1根
紅蘿蔔……1/5條
大蒜……1瓣
橄欖油……2小匙
A
- 咖哩粉……2小匙
- 酒……2小匙
- 低鹽醬油……1小匙

洋香菜……少許

做法

1 用熱水沖洗掉油豆腐上頭的油脂，切成1公分寬。撕除芹菜的絲，斜切成薄片。紅蘿蔔切成長方形。大蒜切薄片。

2 把橄欖油和蒜片放進平底鍋裡，開小火，爆出香味後再轉中火，加入油豆腐、芹菜、紅蘿蔔拌炒。炒軟後再均勻地倒入A，拌炒均勻。

3 盛入盤中，依個人口味撒上切碎的洋香菜。

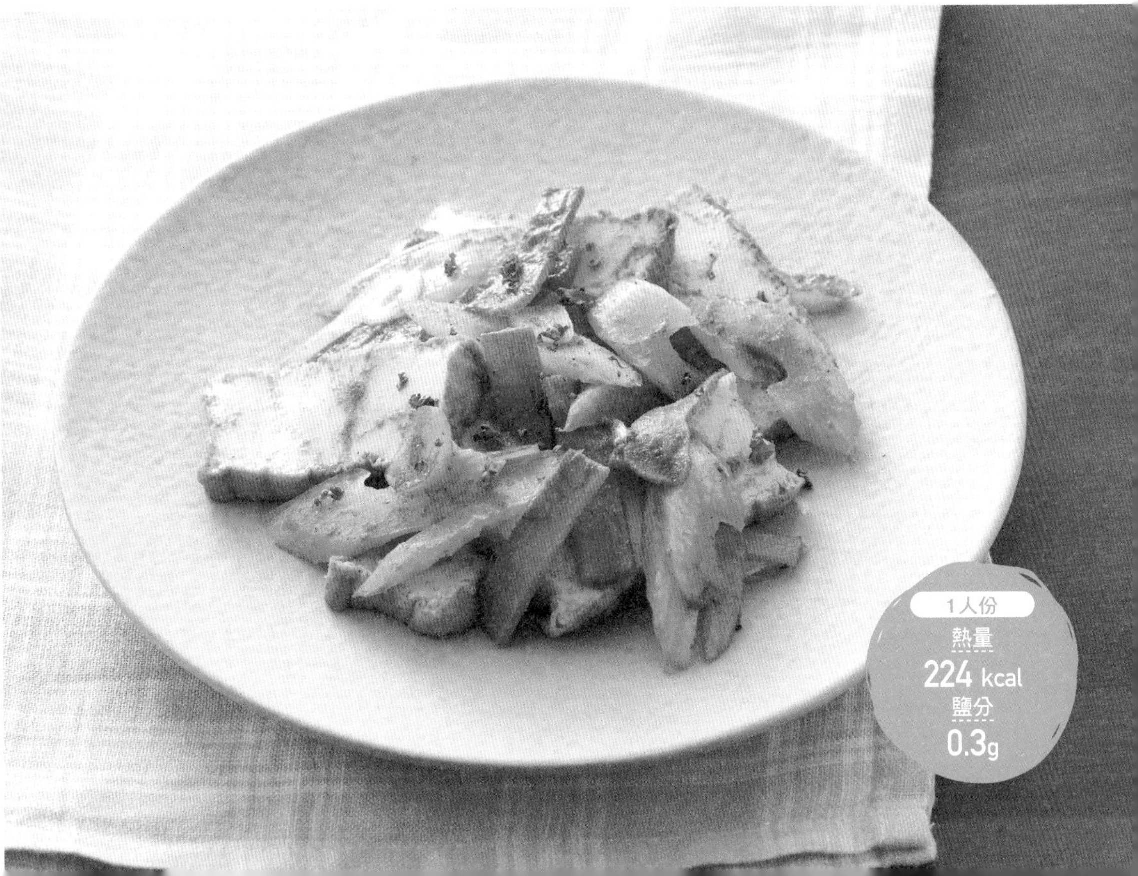

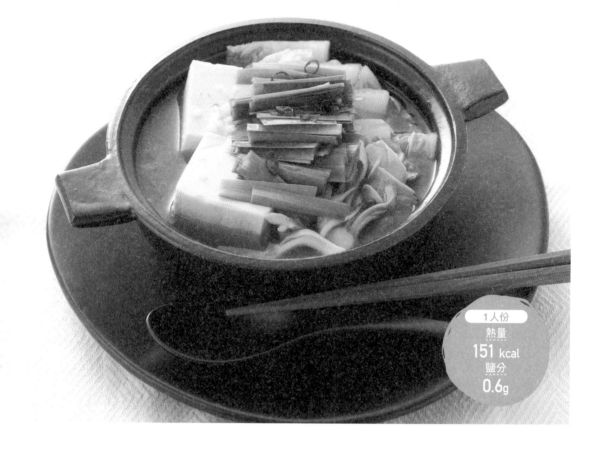

看起來比外表更辣的味道讓身體溫暖起來

泡菜鍋

材料（2人份）

嫩豆腐……1塊
大白菜……2片
舞菇……50克
韭菜……50克

A
- 大蒜……1/2瓣
- 生薑……1/2片
- 豆瓣醬……1/4小匙
- 辣椒（切圓片）……1根

麻油……2小匙

B
- 水……1又1/2杯
- 雞湯粉……1/2小匙
- 低鹽醬油……1/2小匙
- 胡椒……少許

做法

1 豆腐切成一口大小。大白菜切成一口大小。舞菇撕成小朵。韭菜切成4公分長。A的大蒜和生薑切成碎末。

2 把麻油和A倒進平底鍋裡，開小火，爆出香味後再轉中火，加入B。煮滾後，加入豆腐、大白菜、舞菇。

3 將蔬菜煮軟後，加入韭菜，再稍微煮一下。

沙丁魚和杏鮑菇讓血液清清如水！

薑醋燉杏鮑菇沙丁魚

材料（2人份）

沙丁魚……2尾

杏鮑菇……100克

生薑……1片

A
- 高湯……1杯
- 酒……1大匙
- 醋……1大匙
- 低鹽醬油……1小匙
- 蜂蜜……1/2小匙

山芹菜……6根

做法

1 切掉沙丁魚的頭，取出內臟，充分洗淨，再擦乾水分。杏鮑菇用手垂直撕開。生薑切成圓片。

2 把A和生薑倒進鍋子裡，開中火加熱，煮滾後再加入沙丁魚和杏鮑菇，再次煮到沸騰後，蓋上鍋蓋，轉小火繼續煮15分鐘左右。

3 盛入盤中，放上切成3公分的山芹菜。

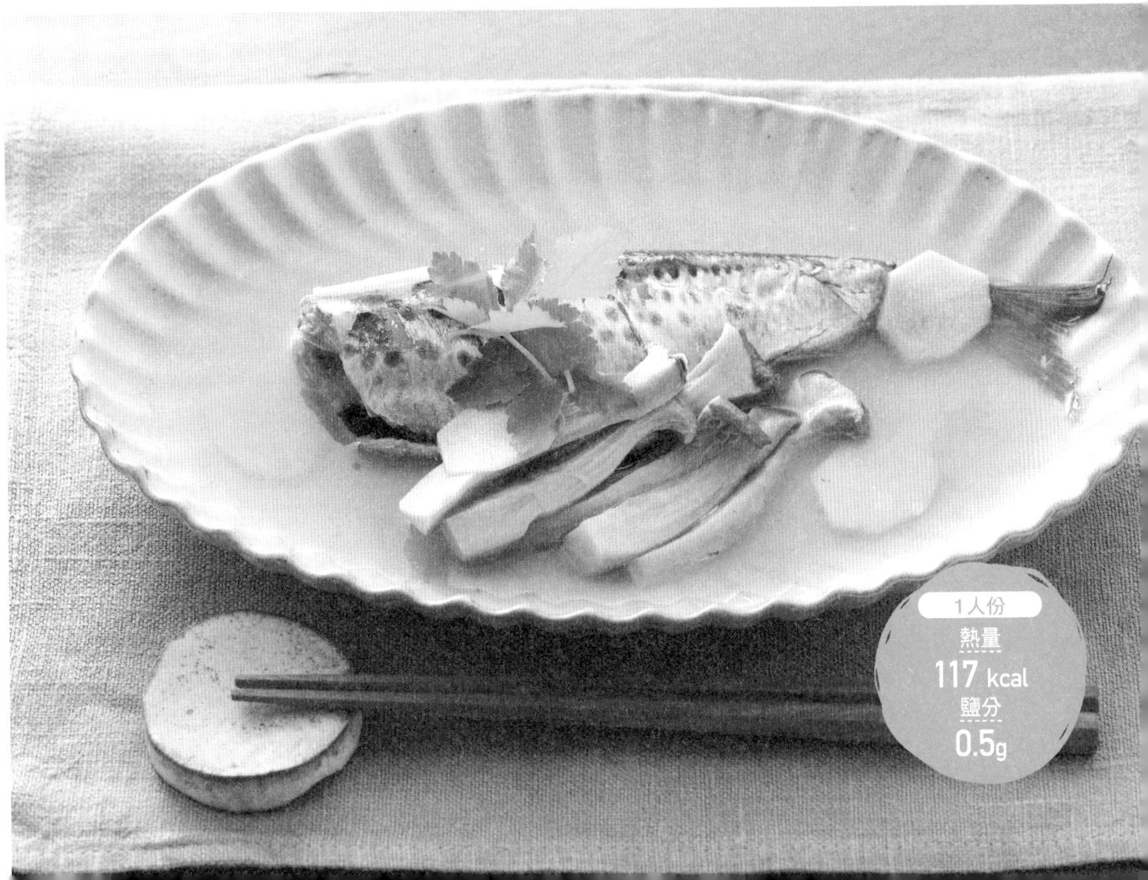

1人份
熱量
117 kcal
鹽分
0.5g

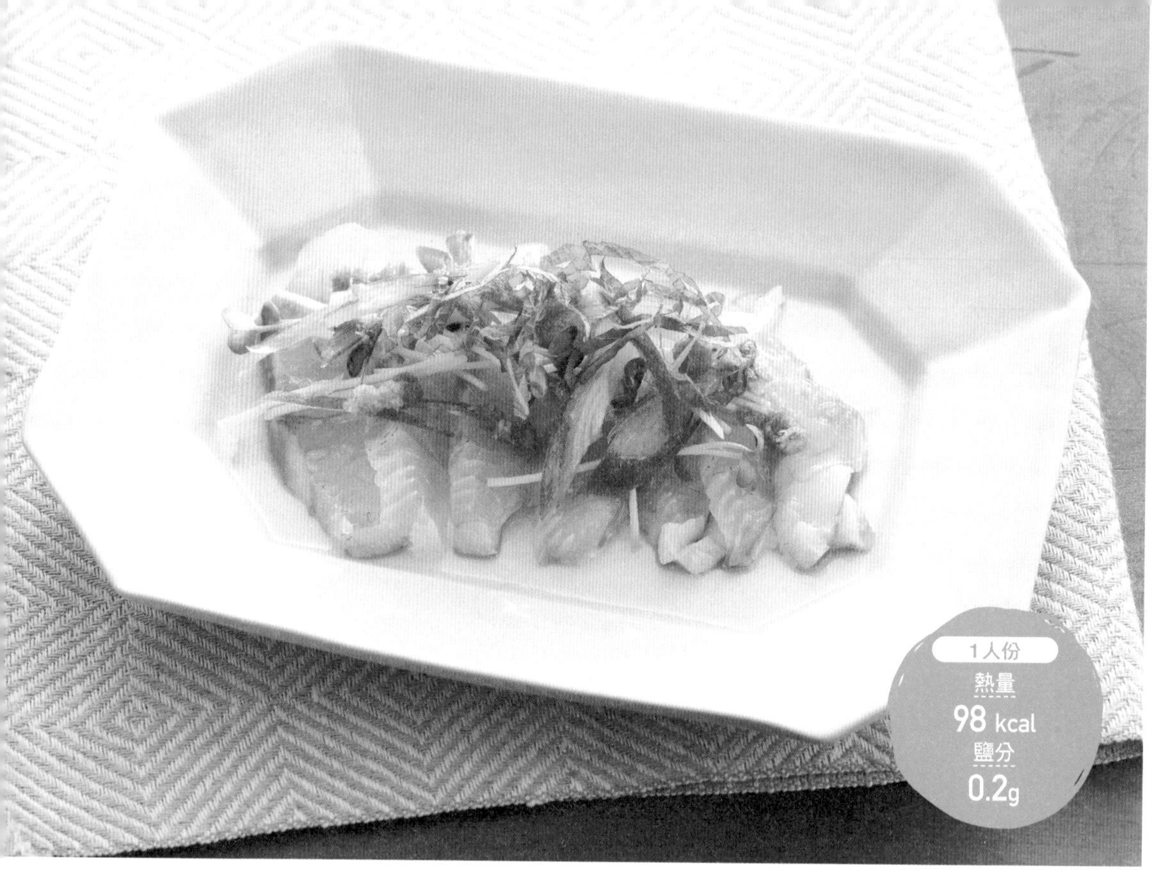

短時間就能輕鬆做出一道大菜

和風涼拌鯛魚

材料（2人份）

鯛魚（生魚片）……100克
蘿蔔嬰……20克
茗荷……1個
紫蘇……4葉
生薑……1/2片

A
- 低鹽醬油……1/2小匙
- 亞麻仁油……1小匙
- 檸檬汁……1/2小匙

做法

1 鯛魚切成1公分厚。蘿蔔嬰切掉根部，切成一半的長度。茗荷直切成兩半再斜切。紫蘇切成細絲。

2 生薑磨成泥，與A混合拌勻。

3 將鯛魚盛入盤中，放上蘿蔔嬰、茗荷、紫蘇，均勻地淋上2。

營養豐富，色香味俱全的一道菜

鬆鬆軟軟雞肉丸

材料（2人份）

水煮黃豆（無添加食鹽）……30克
山藥……20克
生薑……1/4片
A
- 雞胸絞肉……80克
- 太白粉……1小匙
- 低鹽味噌……1小匙

橄欖油……2小匙
水煮花椰菜……6朵
小番茄……4顆

做法

1 將黃豆倒進袋子裡，用手壓碎。山藥削皮，磨成泥。生薑也磨成泥。

2 把1和A倒進調理碗，用手攪拌均勻。

3 加熱平底鍋裡的橄欖油，用大一點的湯匙挖出2，揉成圓形。煎到兩面金黃色。

4 盛入盤中，放上水煮花椰菜和小番茄。

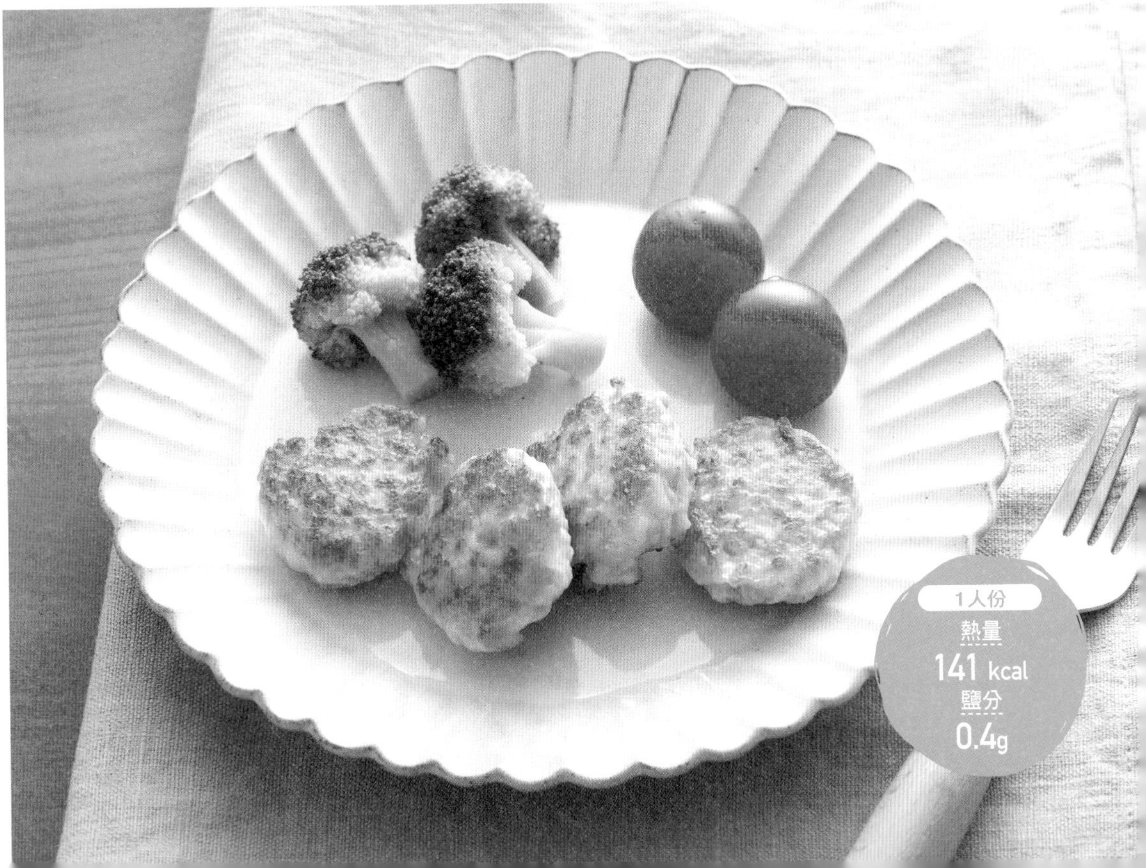

1人份
熱量
141 kcal
鹽分
0.4g

雞柳和檸檬是天作之合

檸檬風味蒸雞柳

材料（2人份）

雞柳……80克
低鈉鹽……1/8小匙
胡椒……少許
檸檬……1/2個
白酒……2小匙
低鹽醬油……1/2小匙
番茄……1個
洋香菜……少許

做法

1 雞肉抹上低鈉鹽、胡椒。檸檬切成薄薄的半月形。把雞肉、檸檬、白酒倒進調理碗，罩上保鮮膜，放進微波爐（600瓦）加熱2分鐘左右，直接包著保鮮膜蒸熟。

2 放涼後，取出雞肉，用手撕碎，放回調理碗，加入低鹽醬油，攪拌均勻。

3 切除番茄的蒂頭，再切成半月形。

4 將番茄盛入盤中，連同湯汁放上2，依個人口味放上洋香菜。

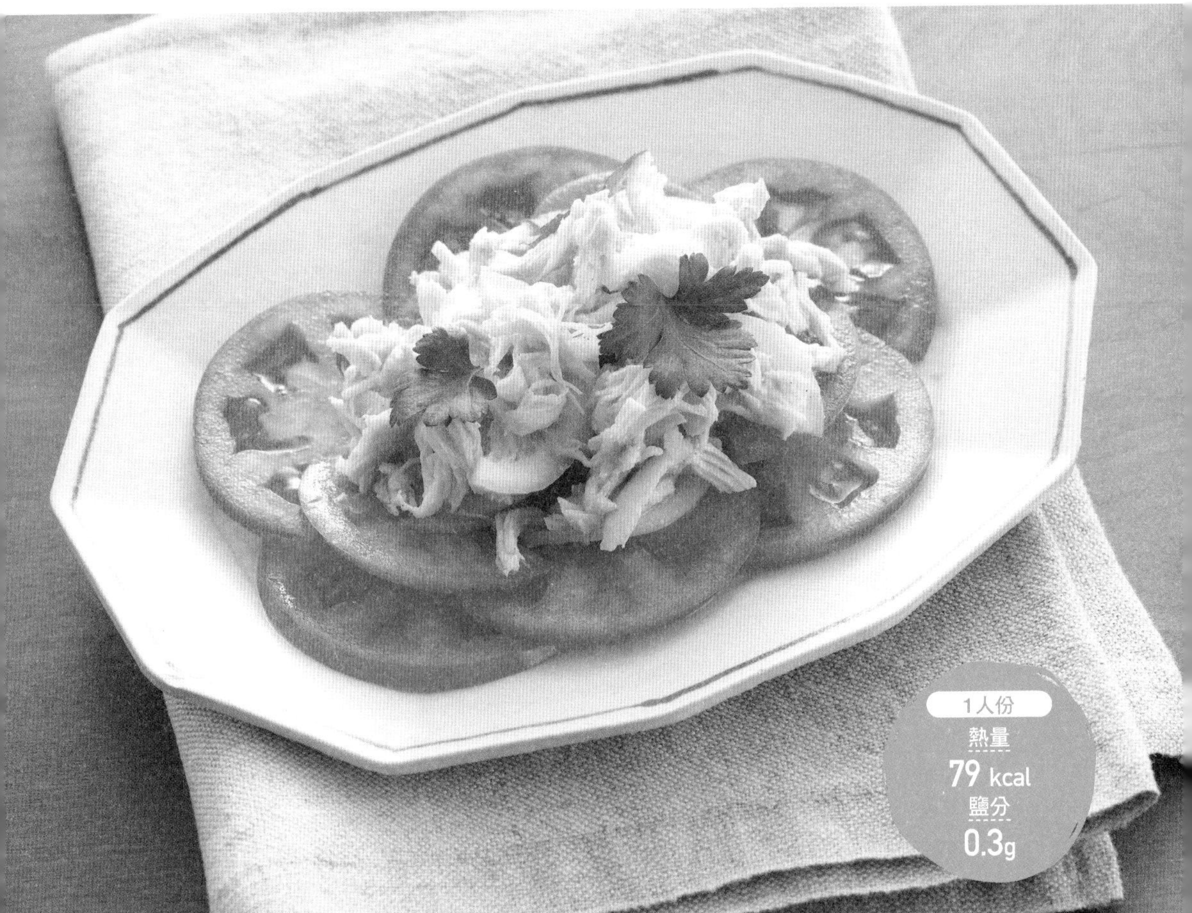
1人份
熱量
79 kcal
鹽分
0.3g

配菜最適合用來補足光靠主菜還不夠的食材營養。
以下介紹使用大量蔬菜，包括海藻及根莖類，且鹽分控制得宜的菜單。
請務必加到每天的飲食裡。

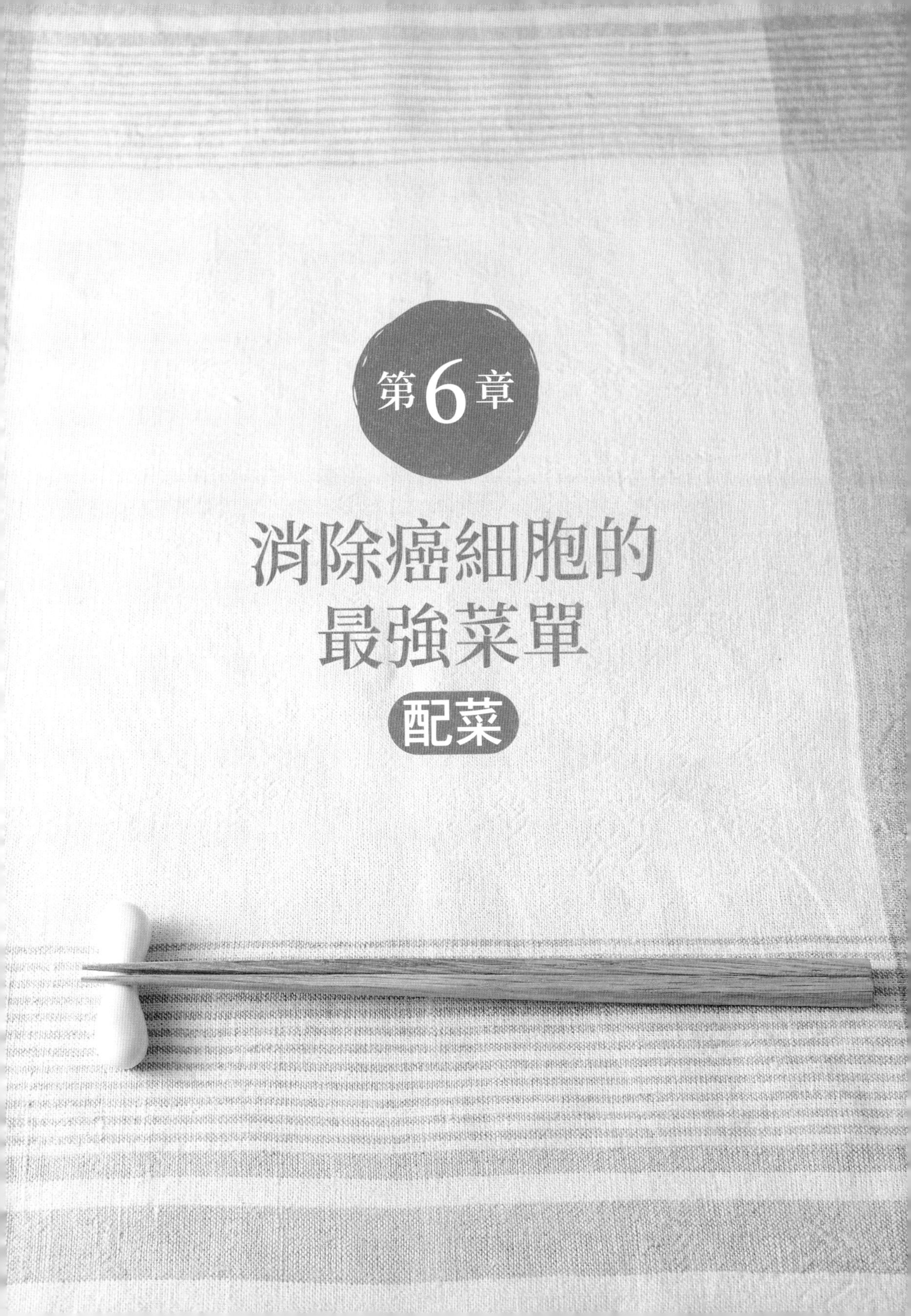

第6章

消除癌細胞的最強菜單

配菜

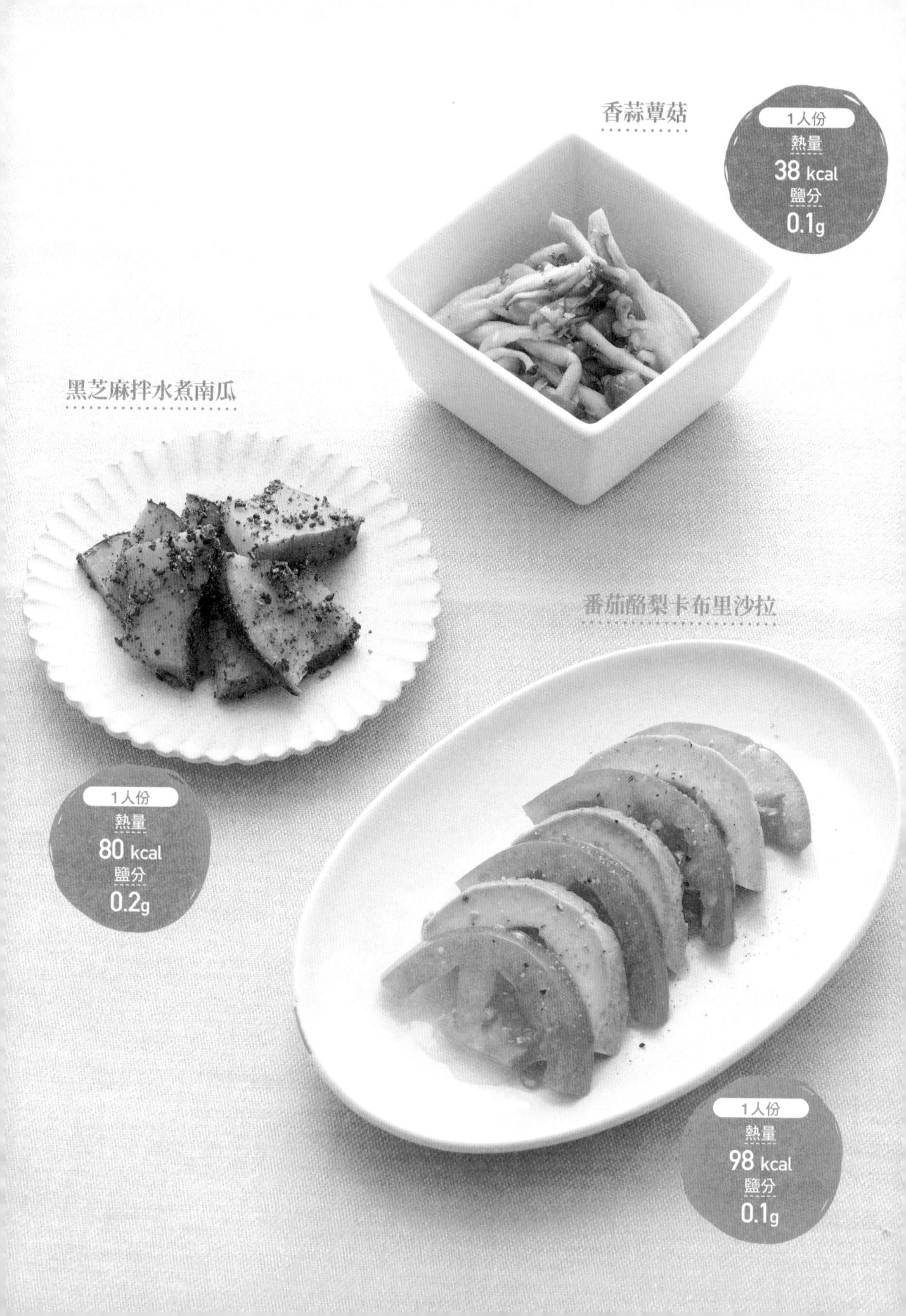

香蒜蕈菇

1人份
熱量
38 kcal
鹽分
0.1g

黑芝麻拌水煮南瓜

1人份
熱量
80 kcal
鹽分
0.2g

番茄酪梨卡布里沙拉

1人份
熱量
98 kcal
鹽分
0.1g

香蒜風味令人印象深刻，又能提升免疫力的食物

香蒜蕈菇

材料（2人份）

舞菇…80克

鴻禧菇……80克

大蒜……1/4瓣

A
- 醋……1大匙
- 橄欖油……1小匙
- 低鹽醬油……1/2小匙
- 粗粒黑胡椒……少許

洋香菜……少許

做法

1 舞菇撕成小朵。鴻禧菇切除蒂頭，撕成小朵。大蒜切成碎末。

2 把舞菇和鴻禧菇放入耐熱的調理碗，包上保鮮膜，放進微波爐（600瓦）加熱2分鐘左右。

3 趁熱把大蒜和**A**倒入**2**的調理碗拌勻，時不時地攪拌一下，醃漬10分鐘左右。

4 盛入盤中，依個人口味撒上切碎的洋香菜。

黑芝麻突顯出南瓜的清甜

黑芝麻拌水煮南瓜

材料（2人份）

南瓜……150克

A
- 黑芝麻粉……2小匙
- 低鈉鹽……1/8小匙

做法

1 去除南瓜的籽和囊，切成1公分厚的一口大小。用煮沸的熱水汆燙，瀝乾水分。

2 把**A**放進調理碗中拌勻，加入**1**，攪拌均勻。

一下子就能搞定的清爽菜單

番茄酪梨卡布里沙拉

材料（2人份）

番茄……1/2個

酪梨……1/2個

亞麻仁油……1小匙

低鈉鹽……1/10小匙

粗粒黑胡椒……少許

做法

1 切除番茄的蒂頭，切成1公分厚的半月形。酪梨削皮、去籽，切成1公分厚的半月形。

2 輪流將番茄和酪梨疊在盤子裡，淋上亞麻仁油，再撒上低鈉鹽和粗粒黑胡椒。

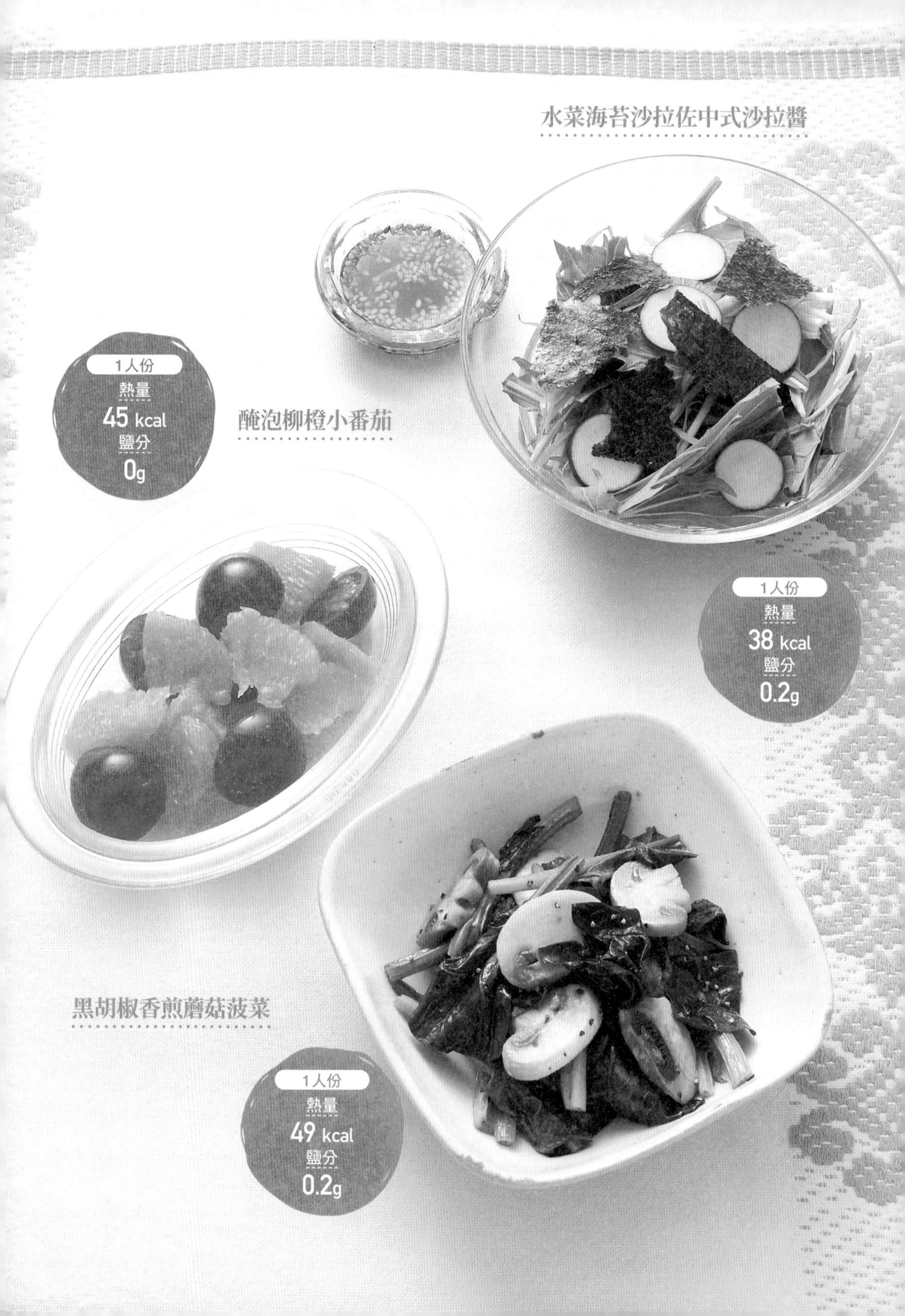

水菜海苔沙拉佐中式沙拉醬

1人份
熱量
38 kcal
鹽分
0.2g

醃泡柳橙小番茄

1人份
熱量
45 kcal
鹽分
0g

黑胡椒香煎蘑菇菠菜

1人份
熱量
49 kcal
鹽分
0.2g

簡單就能搞定的礦物質補給菜單

水菜海苔沙拉佐
中式沙拉醬

材料（2人份）

水菜……100克

櫻桃紅蘿蔔……2個

烤海苔……1/4大片

A
- 醋……1/2大匙
- 麻油……1小匙
- 低鹽醬油……2/3小匙
- 炒過的白芝麻……1/2小匙

做法

1 水菜切成4公分長。櫻桃蘿蔔切薄片。

2 把A混合攪拌均勻。

3 將1盛入盤中，放上撕碎的海苔，淋上A來吃。

維生素豐富、色彩又鮮艷

醃泡柳橙小番茄

材料（2人份）

小番茄……6顆

柳橙……1個

A
- 檸檬汁……1小匙
- 蜂蜜……1/2小匙

做法

1 切除小番茄的蒂頭，再切成兩半。柳橙削皮，取出果肉，每一瓣再對半切開。

2 把A放進調理碗，攪拌均勻，再加入1，稍微攪拌一下。

只要快炒一下就能吃的快速菜單

黑胡椒香煎蘑菇菠菜

材料（2人份）

菠菜……100克

蘑菇……6個

橄欖油……2小匙

低鈉鹽……1/8小匙

粗粒黑胡椒……少許

做法

1 菠菜切成5公分長。蘑菇切除蒂頭，切成薄片。

2 用中火加熱平底鍋裡的橄欖油，把1炒軟後，加入低鈉鹽和粗粒黑胡椒，拌炒均勻。

菠菜沙拉佐洋蔥沙拉醬

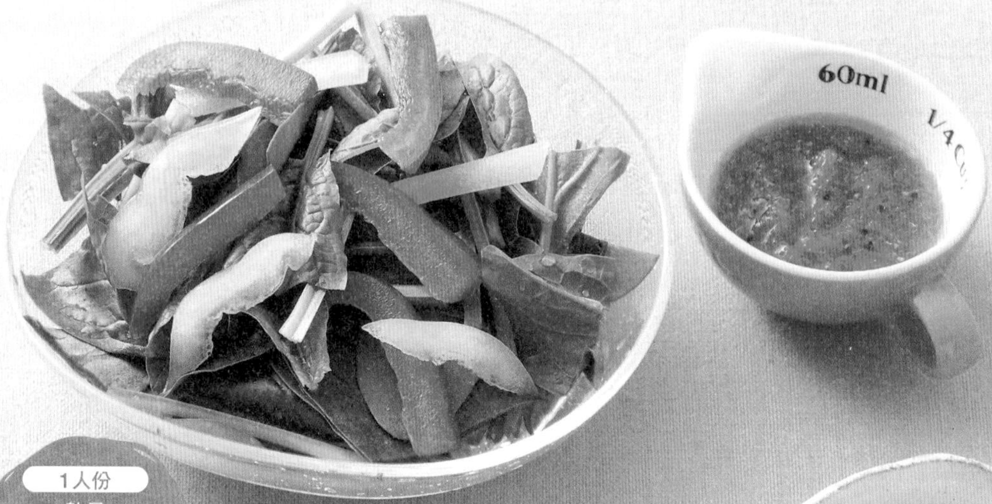

1人份
熱量
39 kcal
鹽分
0.2g

芝麻醋
涼拌昆布蘿蔔絲

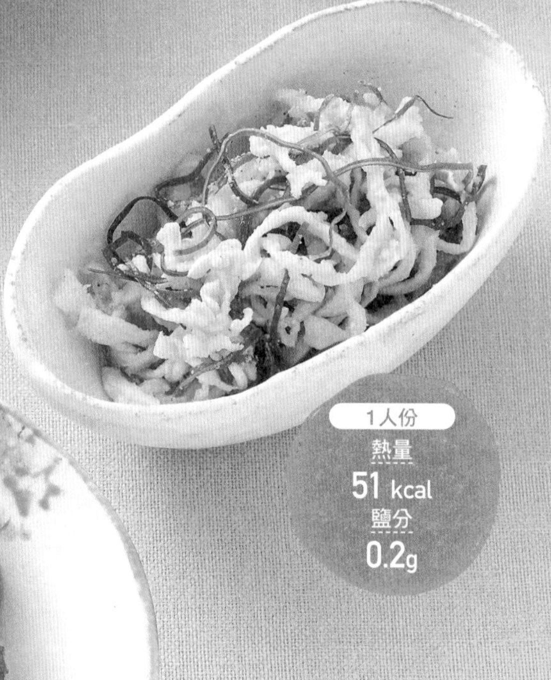

1人份
熱量
51 kcal
鹽分
0.2g

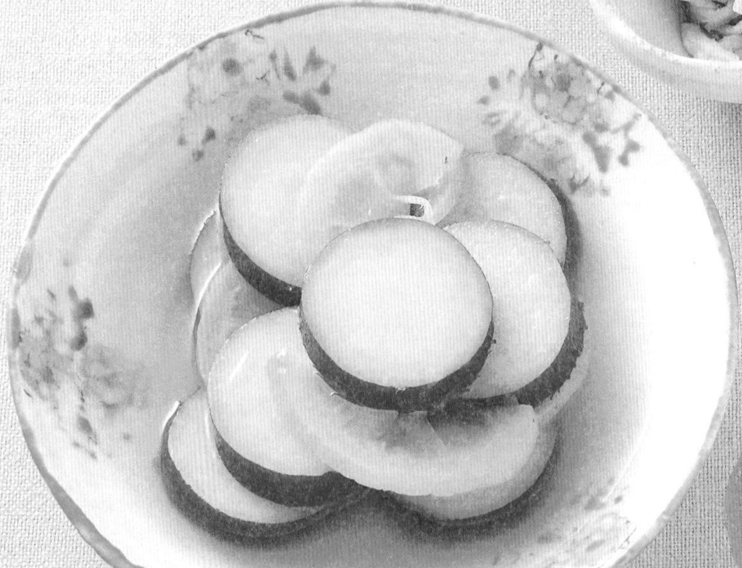

1人份
熱量
149 kcal
鹽分
0.1g

蜂蜜檸檬煮地瓜

美味的洋蔥沙拉既好吃又能促進血液循環

菠菜沙拉佐洋蔥沙拉醬

材料（2人份）

洋蔥……1/8個
沙拉用菠菜……100克
紅椒……1/10個
黃椒……1/10個
A
- 檸檬汁……1小匙
- 橄欖油……1小匙
- 低鹽醬油……2/3小匙
- 粗粒黑胡椒……少許

做法

1 洋蔥磨成泥，放進耐熱容器。蓋上保鮮膜，放進微波爐（600瓦）加熱20至30秒。放涼後加入A，混合攪拌均勻。

2 菠菜切成4公分長。切除彩椒的蒂頭，去籽，再切成細絲。

3 將2盛入盤中，淋上1的沙拉醬來吃。

昆布的味道與酸味很合

芝麻醋涼拌昆布蘿蔔絲

材料（2人份）

蘿蔔絲……20克
剁碎的脫水昆布……2克
A
- 醋……2大匙
- 白芝麻粉……2小匙
- 低鹽醬油……1/4小匙

做法

1 將蘿蔔絲和昆布浸泡在大量的水中，再徹底擰乾水分，切成便於食用的長度。

2 將A放入調理碗中拌勻，加入1，攪拌均勻。

酸酸甜甜的美味低鹽涼拌菜

蜂蜜檸檬煮地瓜

材料（2人份）

地瓜……150克
檸檬……1/2個
A
- 水……1杯
- 蜂蜜……1大匙

做法

1 地瓜切成1公分圓片，泡水10分鐘左右，瀝乾水分。檸檬切成薄薄的半月形。

2 把A倒進小鍋裡，攪拌均勻，加入1，開中火。煮滾後，撈除浮沫，轉小火，蓋上鍋蓋，煮到地瓜綿軟。

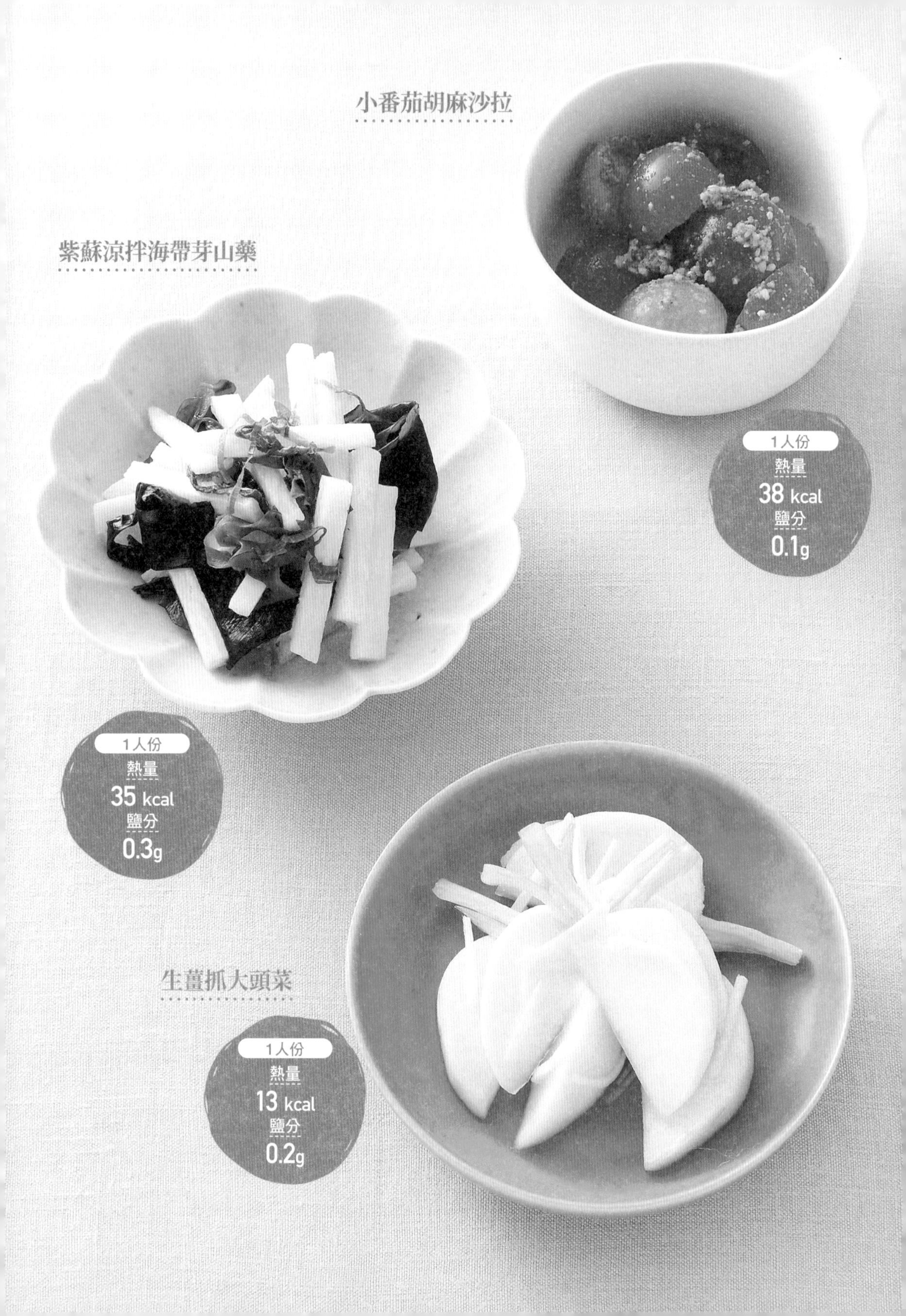

小番茄胡麻沙拉

1人份
熱量
38 kcal
鹽分
0.1g

紫蘇涼拌海帶芽山藥

1人份
熱量
35 kcal
鹽分
0.3g

生薑抓大頭菜

1人份
熱量
13 kcal
鹽分
0.2g

立刻就能完成的簡易版沙拉

小番茄胡麻沙拉

材料（2人份）

小番茄（紅）……5顆

小番茄（黃）……5顆

A 白芝麻粉……1大匙
  低鹽醬油……1/2小匙

做法

1 小番茄切除蒂頭，對半切開。

2 把A放進調理碗中，攪拌均勻，再加入1拌勻。

食材的風味令人留戀！

紫蘇涼拌海帶芽山藥

材料（2人份）

脫水海帶芽……1克

山藥……100克

紫蘇……4片

A 高湯……1小匙
  低鹽醬油……1/2小匙

做法

1 將海帶芽浸泡在大量的水中。山藥削皮，切成細絲。紫蘇切絲。

2 把A放進調理碗中，攪拌均勻，再加入1拌勻。

生薑風味的快速料理

生薑抓大頭菜

材料（2人份）

大頭菜……2個

生薑……1/2片

低鈉鹽……1/6小匙

做法

1 大頭菜切成月牙形，生薑切成細絲。

2 把1裝進夾鏈袋裡，加入低鈉鹽，用手揉搓入味。靜置一會兒，等大頭菜變軟，再擰乾水分。

1人份
熱量
46 kcal
鹽分
0.1g

海帶根涼拌白蘿蔔

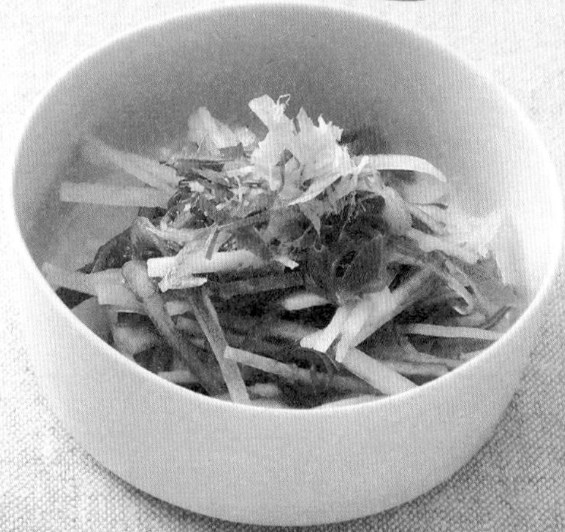

1人份
熱量
46 kcal
鹽分
0.1g

鴻禧菇涼拌小松菜

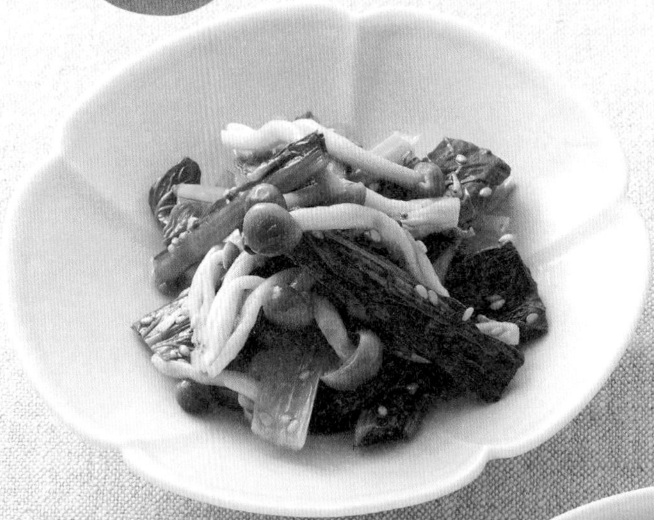

雙色彩椒西式泡菜

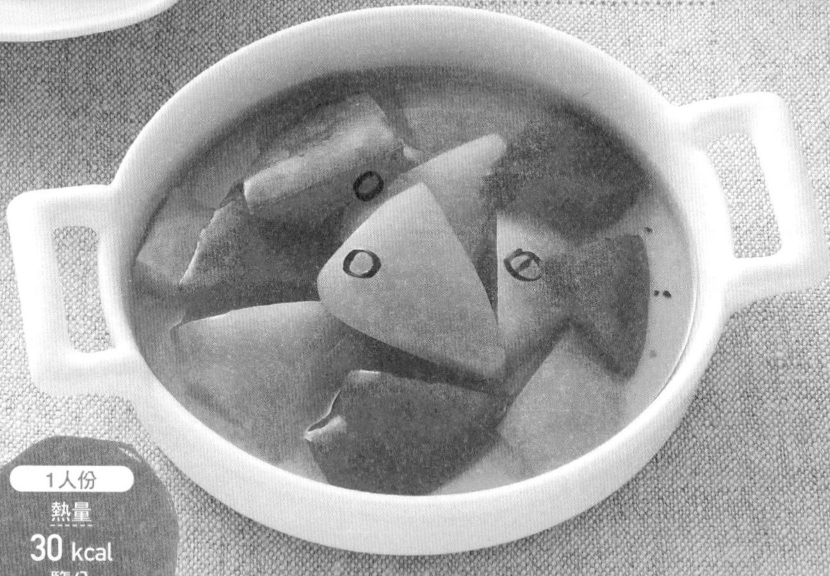

1人份
熱量
30 kcal
鹽分
0g

富含有助於提升免疫力的褐藻糖膠

海帶根涼拌白蘿蔔

材料（2人份）

白蘿蔔……2公分

茗荷……1個

生薑……1/4片

海帶根（沒調味）……50克

A
- 醋……1大匙
- 低鹽醬油……1/2小匙

柴魚片……1克

做法

1 白蘿蔔切成細絲。茗荷直切成兩半後再斜切成薄片。生薑切絲。

2 將1和海帶根、A放入調理碗，攪拌均勻。

3 盛入盤中，再撒上柴魚片。

可以享用到小松菜的口感與芝麻的風味

鴻禧菇涼拌小松菜

材料（2人份）

小松菜……100克

鴻禧菇……50克

A
- 麻油……1/2大匙
- 炒過的白芝麻……1小匙
- 低鹽醬油……1/2小匙
- 胡椒……少許

做法

1 用沸騰的熱水汆燙小松菜，再沖冷水，徹底地擰乾水分，切成4公分長。

2 切除鴻禧菇的蒂頭，撕成小朵。放入耐熱的調理碗，罩上保鮮膜，放進微波爐（600瓦）加熱1分鐘左右。

3 把A放進調理碗中，攪拌均勻，再加入1和2拌勻。

色彩繽紛的微酸小菜

雙色彩椒西式泡菜

材料（2人份）

黃椒……1/2個

紅椒……1/2個

A
- 熱水……1/4杯
- 醋……1/4杯
- 蜂蜜……1/2小匙
- 辣椒（切圓片）……1/4根
- 粗粒黑胡椒……少許

做法

1 把A放進耐熱容器裡拌勻，放涼備用。

2 切除彩椒的蒂頭，去籽，再切成一口大小的滾刀塊。

3 把2倒進1的容器裡，放入冰箱醃漬3小時左右。

湯是對提高體溫、增強免疫力很有幫助的菜單。
但喝湯很容易攝取過多的鹽分，只要巧妙運用辣椒等香料或大蒜、
生薑等佐料，即使味道清淡也好喝得不得了。
不妨，再加入蔬菜或菇類、海藻等配料，做成美味可口、對身體又好的菜單。

第7章

消除癌細胞的最強菜單

湯品

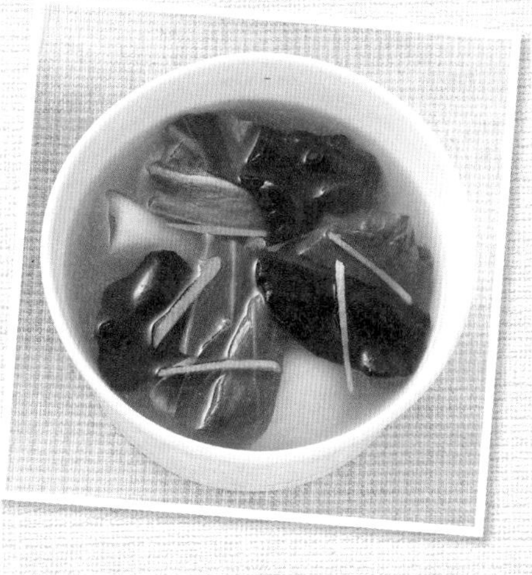

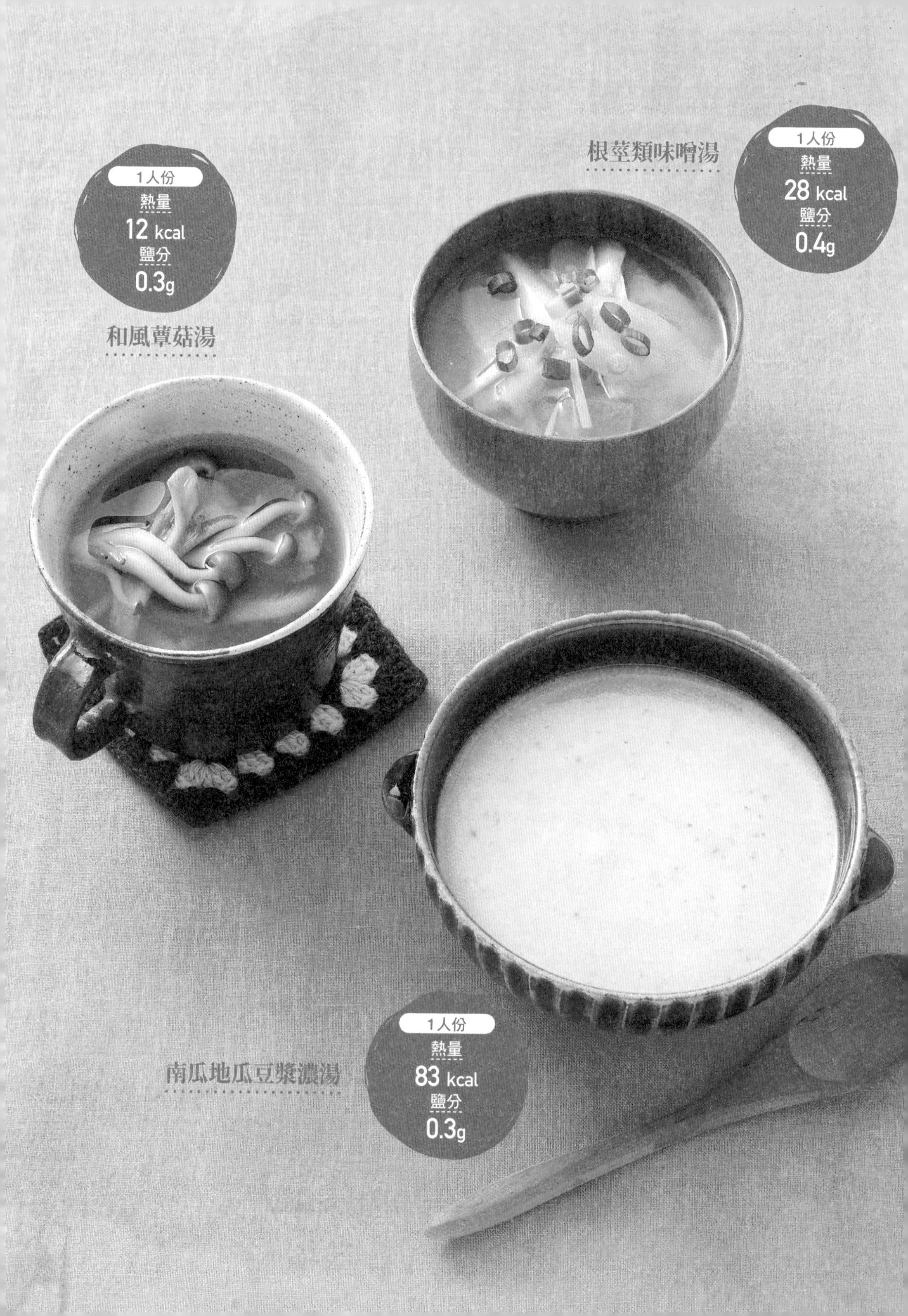

和風蕈菇湯

1人份
熱量
12 kcal
鹽分
0.3g

根莖類味噌湯

1人份
熱量
28 kcal
鹽分
0.4g

南瓜地瓜豆漿濃湯

1人份
熱量
83 kcal
鹽分
0.3g

富含膳食纖維的招牌味噌湯

根莖類味噌湯

材料（2人份）

牛蒡……1/6根
白蘿蔔……2公分
紅蘿蔔……2公分
生薑……1/3片
高湯……1又1/4杯
低鹽味噌……1小匙
青蔥……1/4根

做法

1 用菜刀的刀背刮掉牛蒡皮，以削鉛筆的方式削成竹葉狀，稍微沖一下水，瀝乾水分。白蘿蔔和紅蘿蔔切成銀杏狀。生薑切成細絲。

2 把1和高湯倒進鍋子裡，開中火加熱，煮到蔬菜熟透。關火，加入低鹽味噌，攪拌均勻。

3 盛入碗中，撒上切成小丁的蔥花。

整碗都是值得推薦的食材！

和風蕈菇湯

材料（2人份）

乾香菇……2朵
水……1/2杯
鴻禧菇……30克
舞菇……30克
高湯……1杯
低鹽醬油……2/3小匙

做法

1 用1/2杯的水泡軟乾香菇，切除蒂頭，切成薄片。鴻禧菇切除蒂頭，撕成小朵。舞菇也撕成小朵。

2 把1泡香菇的水和香菇、高湯倒進鍋子裡，開中火加熱，煮滾後加入鴻禧菇和舞菇。把菇類煮熟後，再加入低鹽醬油，攪拌均勻。

簡直是「百吃不膩」的湯

南瓜地瓜豆漿濃湯

材料（2人份）

地瓜……50克
南瓜……50克
A 水……1杯
A 高湯粉……1/2小匙
無調整豆漿……1/2杯

做法

1 地瓜切成1公分厚的圓片，泡水10分鐘左右，瀝乾水分。切除南瓜的皮、籽、囊，切成一口大小。

2 把A和1倒進鍋子裡，開中火加熱，煮滾後蓋上鍋蓋，轉成小一點的中火，再煮10分鐘左右。

3 放涼後，把2和豆漿放進果汁機打碎。再倒回鍋子裡，開中火加熱，煮到沸騰前就要關火。

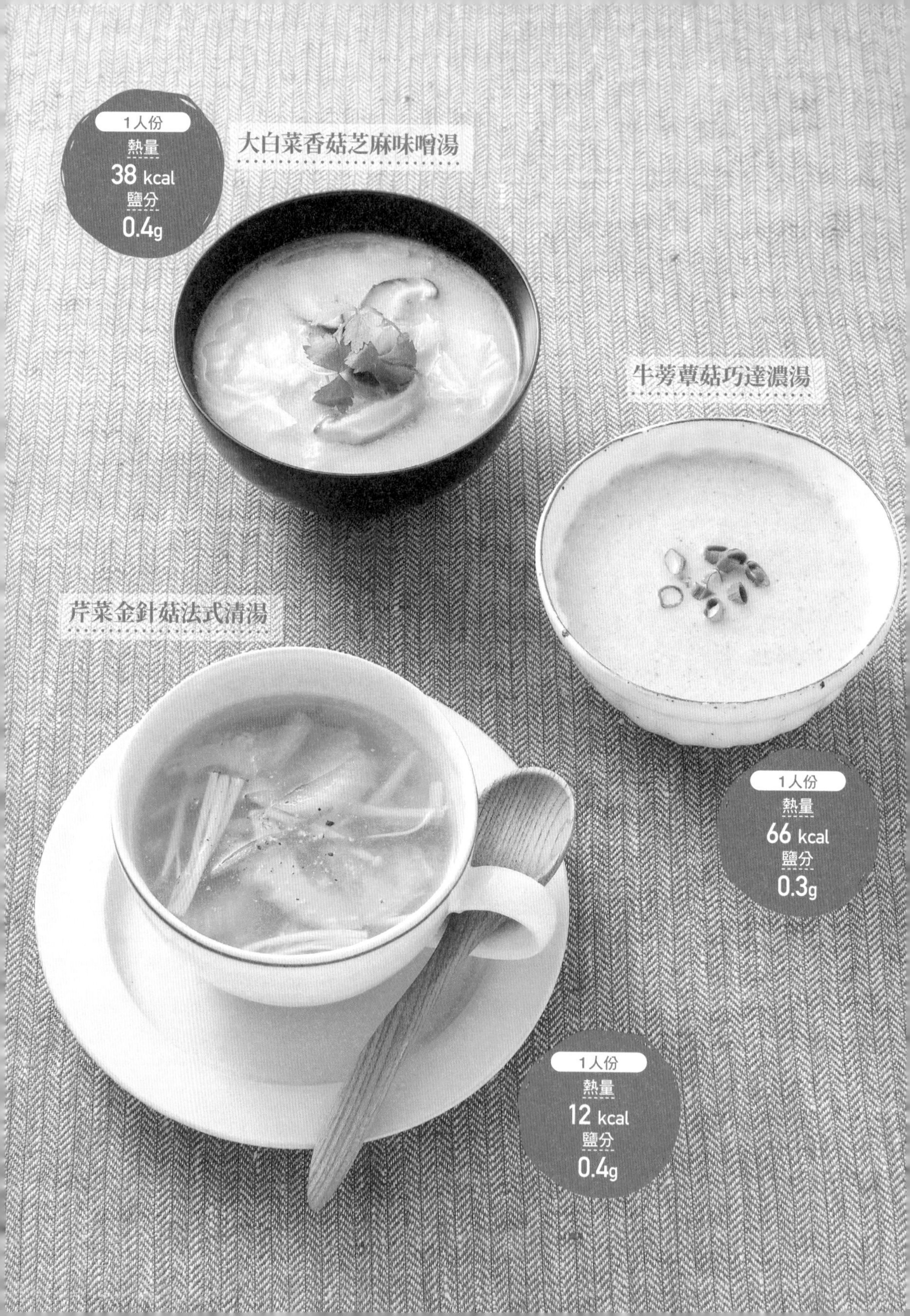
1人份
熱量
38 kcal
鹽分
0.4g
大白菜香菇芝麻味噌湯
牛蒡蕈菇巧達濃湯
芹菜金針菇法式清湯
1人份
熱量
66 kcal
鹽分
0.3g
1人份
熱量
12 kcal
鹽分
0.4g

香菇的高湯美味得不得了！

大白菜香菇芝麻味噌湯

材料（2人份）

乾香菇……2朵

水……1/2杯

大白菜……1片

高湯……1杯

A ⎡ 低鹽味噌……1小匙
  ⎣ 白芝麻糊……1小匙

山芹菜……6根

做法

1 用1/2杯的水泡軟乾香菇，切除蒂頭，切成薄片。大白菜切成條狀。

2 把1泡香菇的水和香菇、高湯倒進鍋子裡，開中火加熱，煮滾後加入大白菜。把大白菜煮熟後，關火。加入A攪拌均勻。

3 盛入碗中，放上切成3公分長的山芹菜。

和風食材的西洋風味

牛蒡蕈菇巧達濃湯

材料（2人份）

牛蒡……1/6根

香菇……2朵

蘑菇……2個

橄欖油……1/2大匙

A ⎡ 水……1杯
  ⎣ 高湯粉……1/2小匙

無調整豆漿……1/2杯

青蔥……1/4根

做法

1 用菜刀的刀背刮掉牛蒡皮，以削鉛筆的方式削成竹葉狀，稍微沖一下水，瀝乾水分。切除香菇和蘑菇的蒂頭，對半切開。

2 用中火加熱鍋子裡的橄欖油，炒牛蒡3至4分鐘。加入香菇和蘑菇，快炒一下，再加入A。煮滾後蓋上鍋蓋，用小一點的中火再煮10分鐘左右。

3 放涼後，把2和豆漿放進果汁機打碎。再倒回鍋子裡，開中火加熱，煮到沸騰前就要關火。

4 盛入碗中，撒上切成小丁的蔥花。

簡單就很好吃的法式清湯

芹菜金針菇法式清湯

材料（2人份）

芹菜……1/3根

紅蘿蔔……1公分

金針菇……50克

A ⎡ 水……1又1/4杯
  ⎣ 高湯粉……2/3小匙

粗粒黑胡椒……少許

做法

1 芹菜斜切，紅蘿蔔切絲。切除金針菇的根部，再切成兩半。

2 把A倒進鍋子裡，開中火加熱，煮滾後再加入1，繼續煮5分鐘左右。

3 盛入碗中，撒上粗粒黑胡椒。

小松菜滑菇薑湯

1人份
熱量
12 kcal
鹽分
0.3g

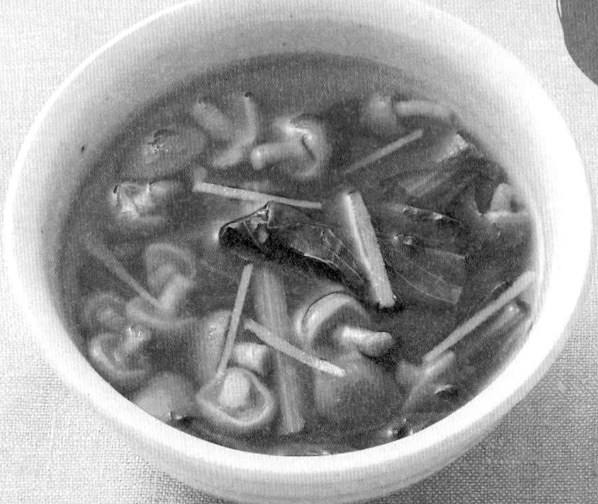

香蒜花椰菜蘑菇湯

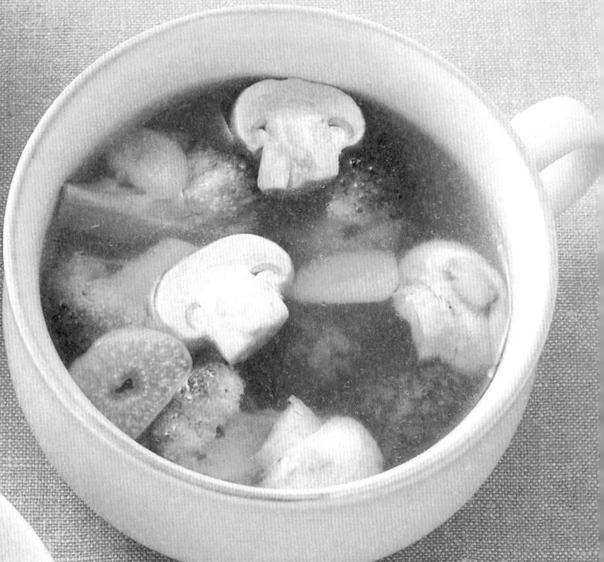

1人份
熱量
19 kcal
鹽分
0.4g

中式萵苣海帶芽湯

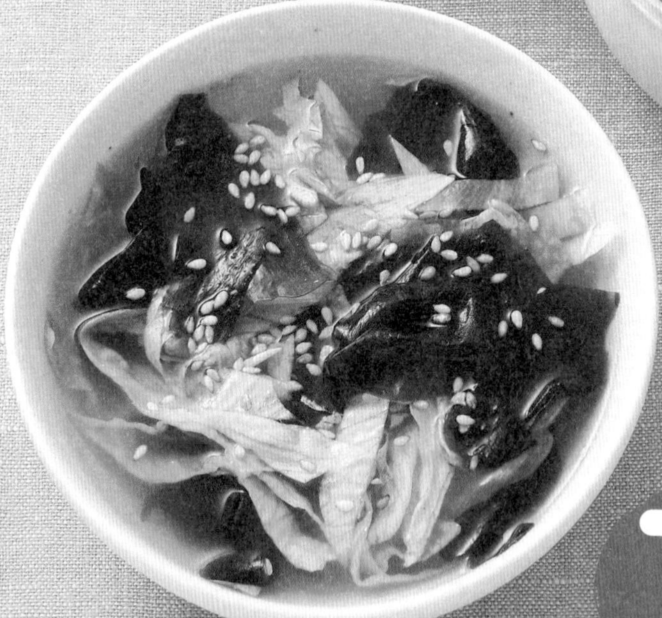

1人份
熱量
9 kcal
鹽分
0.5g

生薑的風味十分清爽

小松菜滑菇薑湯

材料（2人份）

小松菜……50克

滑菇……50克

生薑……1/2片

高湯……1又1/4杯

低鹽醬油……2/3小匙

做法

1 小松菜切成4公分長，生薑切細絲。

2 把高湯和生薑倒進鍋子裡，煮滾後，加入小松菜和滑菇。把蔬菜煮熟後，再加入低鹽醬油，攪拌均勻。

滿滿的花椰菜是有助於抗癌的食材

香蒜花椰菜蘑菇湯

材料（2人份）

花椰菜……1/3棵

蘑菇……4個

大蒜……1瓣

A［水……1又1/4杯

高湯粉……2/3小匙］

做法

1 花椰菜撕成小朵。切除蘑菇的蒂頭，對半切開。大蒜切薄片。

2 把A和大蒜放進鍋子裡，開中火加熱，煮5分鐘左右。再加入花椰菜和蘑菇，繼續煮3分鐘左右。

簡單又能控制鹽分的湯

中式萵苣海帶芽湯

材料（2人份）

脫水海帶芽……1克

萵苣……2片

A［水……1又1/4杯

雞湯粉……2/3小匙

胡椒……少許］

炒過的白芝麻……1/2小匙

做法

1 用大量的水浸泡海帶芽。萵苣切成1公分寬。

2 把A倒進鍋子裡，煮滾後加入1，再稍微煮一下。

3 盛入碗中，撒上芝麻。

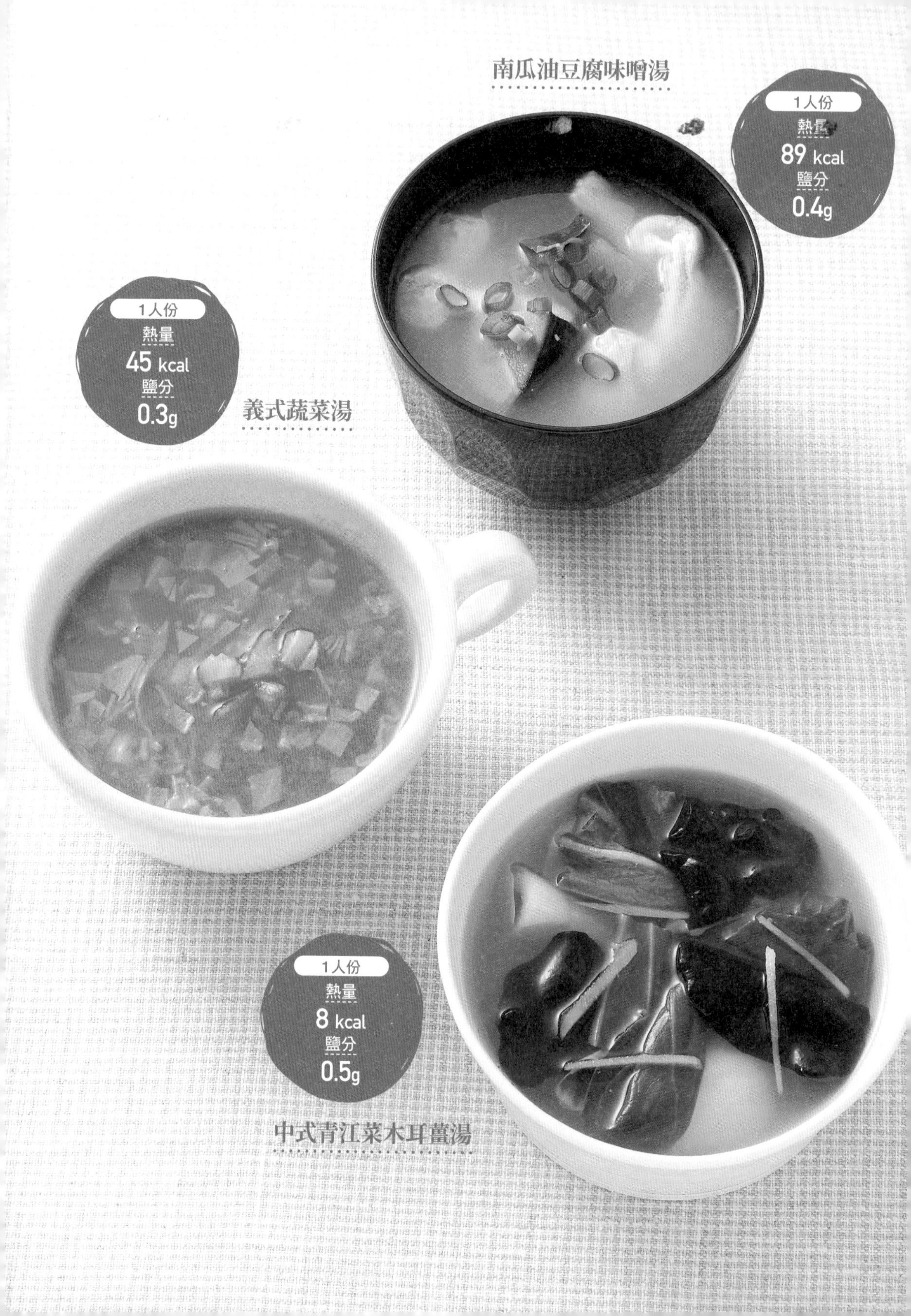
南瓜油豆腐味噌湯
1人份
熱量
89 kcal
鹽分
0.4g
1人份
熱量
45 kcal
鹽分
0.3g
義式蔬菜湯
1人份
熱量
8 kcal
鹽分
0.5g
中式青江菜木耳薑湯

吃起來很有飽足感的「可以吃的湯」

南瓜油豆腐味噌湯

材料（2人份）

油豆腐……1/2片
南瓜……120克
高湯……1又1/4杯
低鹽味噌……1小匙
青蔥……1/4根

做法

1 用熱水沖洗掉油豆腐上頭的油脂，切成條狀。去除南瓜的籽和囊，切成小一點的一口大小。

2 把高湯倒進鍋子裡，煮滾後加入1。把蔬菜煮熟後，關火，拌入低鹽味噌。

3 盛入碗中，撒上切成小丁的蔥花。

番茄的味道會讓不愛吃的蔬菜也變得很好吃

義式蔬菜湯

材料（2人份）

芹菜……1/5根
高麗菜……1/2片
大蒜……1/3瓣
水煮黃豆（無添加食鹽）……30克

A
- 水……1杯
- 水煮番茄（切丁）……100克
- 高湯粉……1/2小匙
- 胡椒……少許

做法

1 芹菜、高麗菜、大蒜切碎備用。

2 把A和大蒜倒進鍋子裡，開中火加熱，煮滾後再加入芹菜、高麗菜、黃豆，把蔬菜煮熟。

木耳的清脆口感令人回味

中式青江菜木耳薑湯

材料（2人份）

乾木耳……2克
青江菜……1棵
生薑……1/2片

A
- 水……1又1/4杯
- 雞湯粉……2/3小匙

做法

1 用大量的水浸泡木耳。把青江菜的葉和梗切成3公分長，再把芯的部分切成6等分。生薑切成細絲。

2 把A和生薑倒進鍋子裡，開中火加熱，煮滾後加入木耳、青江菜的梗和芯。把蔬菜煮熟後，再加入青江菜的葉子，稍微再煮一下。

豆腐海帶根湯

1人份
熱量
35 kcal
鹽分
0.4g

咖哩洋蔥紅蘿蔔豆子湯

1人份
熱量
48 kcal
鹽分
0.4g

酸辣湯

1人份
熱量
63 kcal
鹽分
0.5g

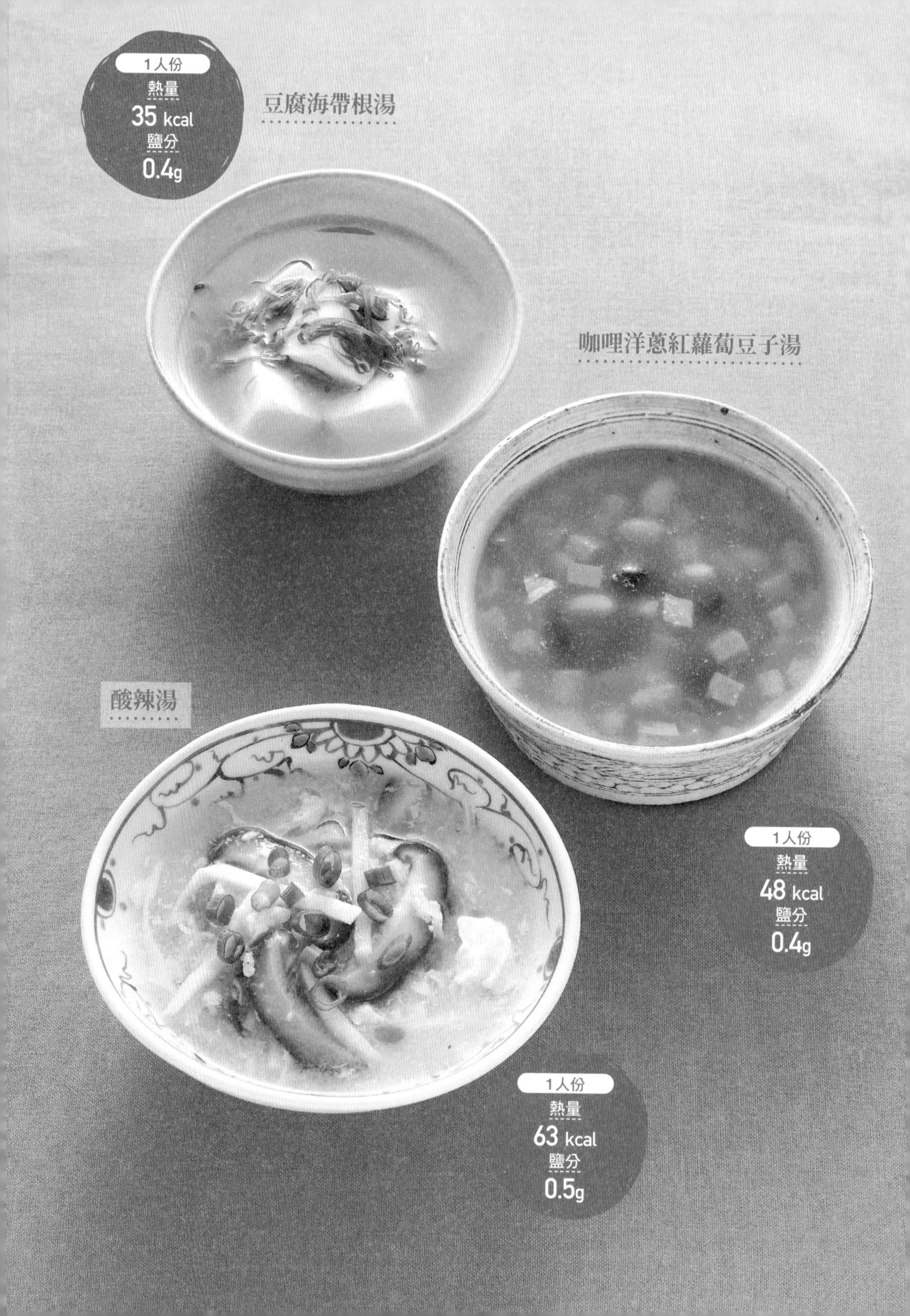

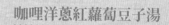

可以聞到淡淡的海味

豆腐海帶根湯

材料（2人份）

嫩豆腐……1/3塊

海帶根（沒調味）……50克

高湯……1又1/4杯

低鹽醬油……2/3小匙

做法

1 豆腐切成便於食用的大小。

2 把高湯倒進鍋子裡，開中火加熱，煮滾後加入豆腐和海帶根，再煮3分鐘左右。加入低鹽醬油，攪拌均勻。

低鹽料理的好幫手，可以享受到咖哩的美味

咖哩洋蔥紅蘿蔔豆子湯

材料（2人份）

洋蔥……1/8個

紅蘿蔔……2公分

A
- 水煮什錦豆（無添加食鹽）……50克
- 水……1又1/4杯
- 咖哩粉……1小匙
- 高湯粉……2/3小匙

做法

1 洋蔥切碎。紅蘿蔔切成1公分的小丁。

2 把A和1倒進鍋子裡，開中火加熱，煮到蔬菜熟透。

酸酸辣辣好健康！

酸辣湯

材料（2人份）

乾香菇……2朵

水……1/2杯

汆燙竹筍……50克

A
- 水……1杯
- 雞湯粉……2/3小匙

醋……2小匙

B
- 太白粉……1小匙
- 水……2小匙

蛋……1個

辣油……1/4小匙

青蔥……1/4根

做法

1 用1/2杯水泡軟乾香菇，切除蒂頭，再切成薄片。竹筍切絲。

2 把1泡香菇的水、香菇和A倒進鍋子裡，開中火加熱，煮滾後加入竹筍。再煮3分鐘左右，加醋拌勻，再均勻地倒入B調好的太白粉水勾芡。

3 順著鍋緣倒入打散的蛋液，慢慢地攪拌均勻。

4 盛入碗中，滴點辣油，再撒上切成小丁的蔥花。

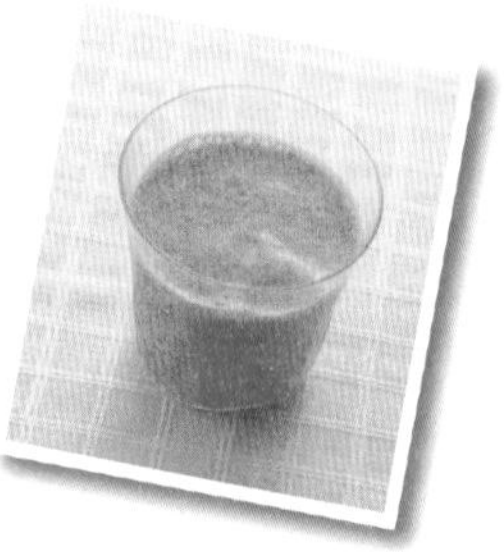

消除癌細胞的最強菜單 Q&A

Q 1

這種飲食療法要持續到什麼時候？

A 1　原則上要堅持到癌細胞消失為止，至少半年至一年。

只要造影檢查可以不再看到癌細胞，腫瘤標記也正常的話，就可以循序漸進地放鬆限制，但是如果一下子就解禁，可能會有復發的風險。即使造影檢查已經看不到癌細胞，也請繼續維持幾乎相同的飲食幾個月，至少三個月左右。然後再做一次檢查，慢慢地放鬆限制。

Q 2

這種飲食療法對所有的癌症都有效嗎？

A 2　基本上對所有的癌症都有效，但是有效的程度依癌症的種類而異。

抗癌飲食療法的目的在於矯正引發癌症的代謝異常，提升免疫力。代謝異常或免疫力衰退是造成所有癌症的共通要素，因此飲食療法基本上對所有的癌症都有效。像是同時有多種癌症的時候，或是已轉移到好幾個地方的時候，飲食療法能對這些癌細胞同時產生效果。

只不過，實際的效果會依癌症的種類而異。根據截至目前的數據顯示，飲食療法對大腸癌、攝護腺癌、惡性淋巴瘤等特別有效，成功率高達65至70%。其次有效的是肺癌、胃癌、乳癌等，成功率約60至65%。只不過，對胃硬癌（在胃壁內擴張的胃癌）等個別的癌症就比較難說了。

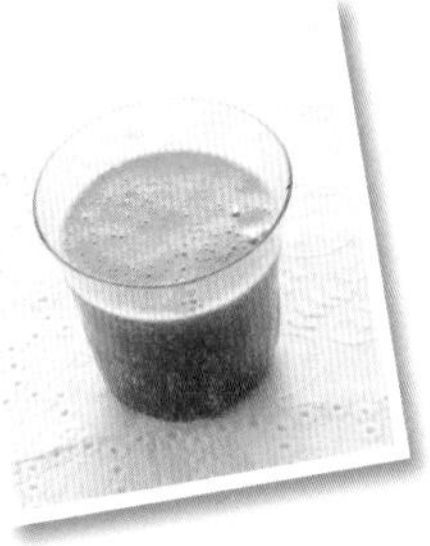

Q 3

白天上班的時候，
可以帶早上打好的蔬果汁或市售的
蔬果汁在辦公室裡喝嗎？

A 3　原則上要喝新鮮現打的蔬果汁。請花點心思持續下去吧。

打好的蔬果汁或市售的百分之百純果汁都只是暫時的替代方案，不能完全代替新鮮現打的蔬果汁。可以的話，請把葡萄柚或柳橙等柑橘類和手動的榨汁器（把柑橘類切成兩半，用手在榨汁器上按壓，擠出果汁的工具）帶去公司，利用中午休息時間擠柳橙汁來喝。如果車站或公司附近有賣果汁的地方，那就再好不過了。

如果上班時實在沒辦法，看是要分成早晚兩次來喝，還是分成早上、回家後、晚上喝等等，請配合生活作息決定飲用的時間。

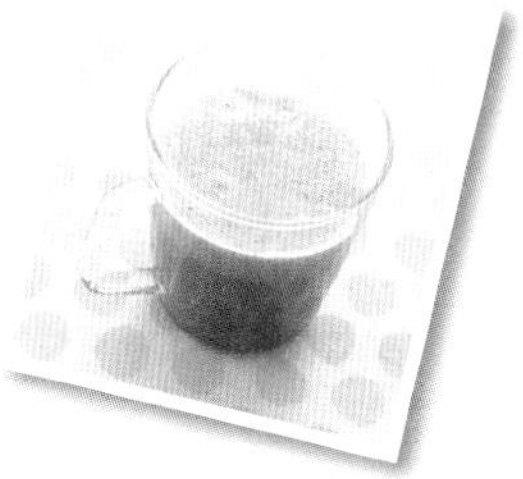

Q 4

有推薦的果汁機嗎？

A 4　最好用慢磨機，但只要方便好用就行了。

果汁機大致可以分成用旋轉的刀片切碎材料後再榨汁的旋轉式高速果汁機和直接擠汁的壓榨式低速果汁機（慢磨機）。

一般來說，後者比較不會破壞營養成分，可以用更自然的方式攝取蔬果汁。

然而顧名思義，慢磨機的轉速很慢，要多花一點時間才能得到果汁是其缺點。忙碌的現代人使用高速果汁機或許比較方便。

每日的蔬果汁一定要在盡可能沒有壓力的情況下製作才能持之以恆，這點很重要。因此請配合生活型態，選擇適合自己的果汁機。

此外，抗癌飲食療法會頻繁使用到果汁機，所以如果是接下來才要買的人，無論是哪一種果汁機，最好都要選擇強而有力又耐用的機型。

礦物質的水菜一起吃的水菜蕎麥麵最理想。不過為了控制鹽分，請不要喝湯。

如果只用極少量的醬油，烤魚定食或生魚片定食也是可以推薦的餐點。最近提供糙米飯或五穀飯搭配魚或蔬菜料理等養生菜單的餐廳愈來愈常見，不妨善用這些菜單。

Q 7

砂糖也不能吃嗎？

A7　可以改用蜂蜜、少量的黑糖或蔗糖。

一般認為砂糖不像鹽那樣會直接增加致癌的風險。白砂糖很容易對代謝造成不良的影響，還會害人變胖，所以最好還是能不吃就不吃。

想來一點甜味的時候，可以用蜂蜜代替砂糖，或使用少量含有大量礦物質的黑糖或蔗糖。

Q 8

鹽一定要用天然鹽嗎？

A 8　天然鹽比精製鹽好，但也只能用一點點。

提煉自海水或岩鹽的天然鹽含有各種重要的礦物質，例如鎂、鉀、鈣等等，因此和精製鹽比起來，比較沒有鈉的危害。

Q 5

肚子餓的時候可以吃哪些零食？

A 5　新鮮的水果、優質的水果乾、堅果、蒸地瓜等等。

建議食用新鮮的水果或品質良好的水果乾（香蕉乾、芒果乾、木瓜乾、杏桃乾等等）、堅果、蒸地瓜、烤地瓜、豆漿優格等等。如果是這種零食，吃一點也沒關係，但千萬不要影響到正餐。

一般市面上的餅乾或蛋糕通常不是高鹽分、高脂肪，就是含有各種添加物，請務必避開。

Q 6

在外面吃飯時有什麼推薦的菜色嗎？

A 6　蘿蔔泥蕎麥麵、水菜蕎麥麵、烤魚定食、生魚片定食等等。

建議從外食最常見的菜單中選擇「蕎麥麵」來吃。尤其是深色的蕎麥麵含有許多麩皮及胚芽部分，相當於糙米或胚芽米在米中扮演的角色，同樣含有豐富的維生素B群，有助於調整代謝。

各種蕎麥麵裡以可以跟富含澱粉的消化酵素，也就是澱粉酶的蘿蔔泥一起吃的蘿蔔泥蕎麥麵、可以跟富含維生素、在內，會攝取許多植物性食品，因此攝取到的熱量自然會減少，大部分的情況，一開始體重都會減輕。

這種現象通常都只是暫時性現象。在大部分的情況下，當體重減輕到一定的程度，即使保持同樣的飲食習慣，體重也會逐漸增加。通常沒多久就會落在對當事人而言最恰當的體重。

萬一體重減輕到會對日常生活或工作造成影響，請與醫生討論，檢查是不是還有其他原因，另一方面也要重新審視飲食內容。像是再增加一點好消化的主食，或是增加豆腐或納豆的攝取量。

Q 11

這種飲食療法除了癌症以外還有什麼其他好處嗎？

A 11　已有實例證明對文明病、過敏、風濕等症狀有效。

已經可以看到改善糖尿病及高血壓、高脂血症等所謂文明病及異位性皮膚炎、風濕性關節炎、潰瘍性大腸炎等症狀的實例。此外，也有報告指出能改善花粉症、頭痛、牙周病、香港腳、禿頭等毛病。

可見透過飲食療法調整代謝、提高免疫力之後的結果對這些疾病也有療效。

但既然是鹽，主要成分還是鈉，一旦攝取太多，仍會增加致癌的風險。因此即使是天然鹽，原則上也是能不用就不用。無論如果都要用到鹽的時候，請務必只使用少量。

Q 9

咖啡、紅茶、綠茶呢？

A 9　如果是用品質良好的產品泡的就可以喝。

咖啡含有氯奎寧，綠茶及紅茶含有兒茶素，兒茶素是很優秀的抗氧化成分。從這個角度來說，咖啡、紅茶、綠茶都是有助於抗癌的飲料。不過，請避開保特瓶裝飲料或罐裝飲料，盡量喝用品質良好的產品沖泡出來的咖啡或茶。

另外，抗癌飲食療法中有一個很重要的課題，那就是要飲用大量的蔬果汁，所以請控制好茶或咖啡的攝取量。

Q 10

持續進行飲食療法後，體重減輕了。這樣還可以繼續嗎？

A 10　通常都只是暫時的現象，沒多久就會維持在正常體重。

濟陽式抗癌飲食療法對攝取多少熱量沒有特別限制，但是包含大量的蔬果汁

采實文化　HEART 心｜視野

線上讀者回函

「我不是孝順，只是沒有逃，
但因為愛，我成為照顧者。」
在彷彿沒有盡頭的長照路上，
本書將帶你找到不逃跑的勇氣，
陪伴的苦，有一天會回甘！

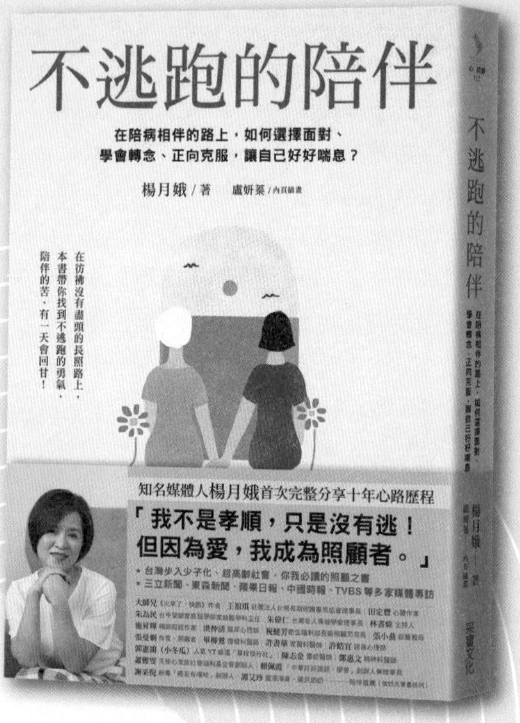

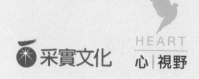

https://bit.ly/37oKZEa

立即掃描QR Code或輸入上方網址，
連結采實文化線上讀者回函，
歡迎跟我們分享本書的任何心得與建議。
未來會不定期寄送書訊、活動消息，
並有機會免費參加抽獎活動。采實文化感謝您的支持 ☺

游能俊醫師的133低醣瘦身餐盤

超過30,000人次實證，有效擺脫高血糖、高血壓，瘦身減脂，遠離慢性病

【隨書附贈：可剪裁「食材測量表」】

游能俊 著

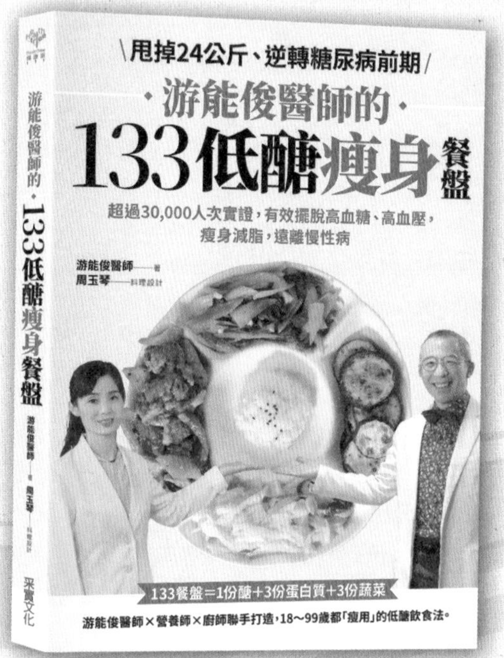

新陳代謝名醫，
卻差點也成為糖尿病患者？！
不吃藥、不禁食，
自創「133低醣餐盤」，
成功逆轉糖尿病前期、
甩肉24公斤！

◎我是糖尿病醫師，卻差點得了糖尿病

游能俊醫師行醫三十年，照顧過無數糖尿病患者，自己卻也曾陷入糖尿病前期的危險中，當時的BMI大於30，已達醫學認定的「肥胖」標準。身為醫師，常常叮嚀患者要減重，但自己體重卻超標，加上親友因糖尿病相繼罹病，讓他決定「以身試醣」進行飲食調控。

◎133低醣餐盤＝1份醣＋3份蛋白質＋3份蔬菜

游醫師過去一餐要吃上兩碗飯，現在則是推行「以菜配飯」，並以好記的1-3-3口訣，幫助大家快速掌握飲食原則。許多糖尿病患者執行後，可減少用藥劑量，甚至不少患者可停用胰島素，也能維持良好的血糖控制，糖尿病前期的人則恢復健康，多數人一個月可瘦下1～2公斤，且不易復胖，至今已超過30,000人次實證！不管是糖尿病患者或是想減重的一般人，都適用此飲食法。

好書推薦

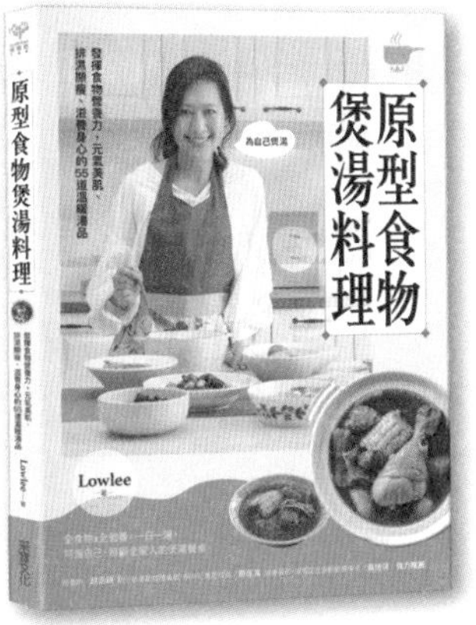

原型食物煲湯料理

**發揮食物營養力，元氣顯瘦、滋養身心的
53道溫暖湯品**

Lowlee 著

「我不確定是否是因為這一鍋鍋的煲湯，讓我老公從原本被醫生宣判的三個月生命延長至三年，但我相信大自然裡的原型食物有它們的力量，能帶來滿滿的營養，讓老公化療期間精神與體力幾乎和一般人無異……」

本書作者因緣際會下認識了三個香港乾媽，學會煲湯、喝湯，在沒有改變原本的飲食習慣下，用喝湯調理好虛弱體質，不僅撫慰了自己，還用湯照顧家人，緩解老公化療的不適。

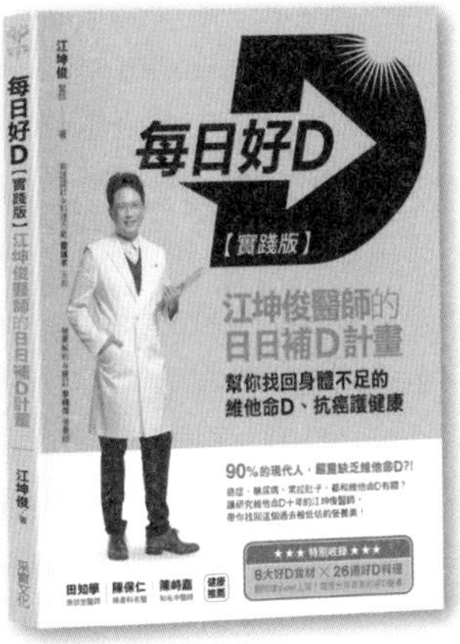

每日好D【實踐版】

**江坤俊醫師的日日補D計畫，
幫你找回身體不足的維他命D、抗癌護健康**

江坤俊 著

90%的現代人，嚴重缺乏維他命D？！
癌症、糖尿病、常拉肚子，都和維他命D有關？
讓研究維他命D十年的江坤俊醫師，帶你找回這個過去被低估的營養素！

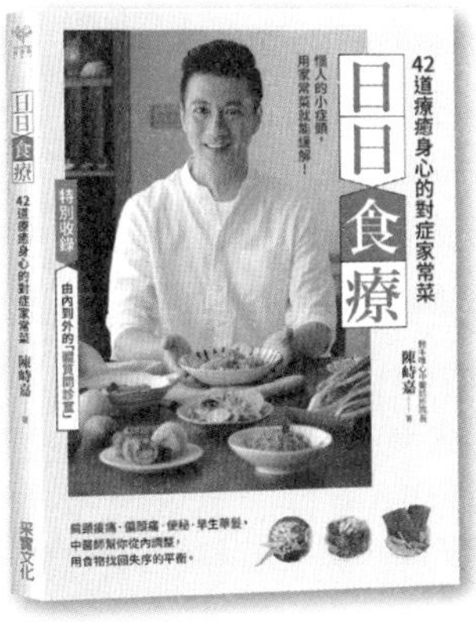

日日食療

中醫師精心設計42道療癒身心的對症家常菜

陳峙嘉 著

惱人的小症頭，家常菜就能緩解！
解決肩頸痠痛、偏頭痛、便祕、尿床、頭髮花白……
由內到外的體質問診室x40道對症家常菜，
中醫師幫你從內調整，用食物找回失序的平衡。

這樣吃，癌細胞消失的最強飲食法【完全實踐版】

ガンが消えていく最強のレシピ

作　　　者　濟陽高穗
食譜設計、烹飪　松尾美由紀
譯　　　者　賴惠鈴
封 面 設 計　葉馥儀
內 文 排 版　薛美惠

出　版　者　境好出版事業有限公司
發　　　行　采實文化事業股份有限公司
行 銷 企 劃　蔡雨庭．黃安汝
業 務 發 行　張世明．林踏欣．林坤蓉．王貞玉
國 際 版 權　施維真
印 務 採 購　曾玉霞
會 計 行 政　李韶婉．許俽瑀．張婕莛
法 律 顧 問　第一國際法律事務所　余淑杏律師
電 子 信 箱　acme@acmebook.com.tw
采 實 官 網　www.acmebook.com.tw
采 實 臉 書　www.facebook.com/acmebook01

I S B N　978-626-7087-43-5
定　　　價　399 元
初 版 一 刷　2022 年 7 月
劃 撥 帳 號　50148859
劃 撥 戶 名　采實文化事業股份有限公司
104 台北市中山區南京東路二段 95 號 9 樓
電話：(02)2511-9798
傳真：(02)2571-3298

國家圖書館出版品預行編目資料

這樣吃，癌細胞消失的最強飲食法：打造不生病體質的超級菜單 / 濟陽高穗著；賴惠鈴譯．-- 初版．-- 臺北市：境好出版事業有限公司出版：采實文化事業股份有限公司發行，2022.07
184 面；17×23　公分．-- (Healthy ; 12)
譯自：ガンが消えていく最強のレシピ
ISBN 978-626-7087-43-5(平裝)
1.CST: 癌症 2.CST: 健康飲食 3.CST: 食療

417.8　　111009203

境好出版 JingHao Publishing　采實出版集團 ACME PUBLISHING GROUP